啟動糖尿病的自癒力

生活型態病的自然醫學解方

臺灣大學公衛學院
衛生政策與管理研究所博士
韓文蕙　著

肯定推薦

新型冠狀病毒疫情期間，更突顯「自我防疫力及自癒力」的重要性，「戴口罩、勤洗手」是「保」，「提升自我免疫力及自癒力」是「衛」，「保衛」俱全，方能對抗疫情。提升自我免疫力及自癒力是要落實於日常生活中，疫情來了，臨時抱佛腳，是遠水救不了近火的，日常生活中該如何提升自我免疫力及自癒力？本書中有詳盡的說明，故不要僅將本書定位於糖尿病的書，這是一本現代人提升免疫力及自癒力的寶典。

——林詠琪（自然醫學家、瑪赫西斯文教基金會常務董事）

本書雖是以糖尿病為例作說明，但書中的理論與實務適用於各種慢性病及癌症，因為各種慢性病與癌症均是代謝性疾病，若能依書中之言落實於日常生活中，不僅是慢性病可以祛除，更可延緩老化、避免老年失智，故值得細細閱讀並實踐。

——周德愷（美國自然醫學會副總裁暨遠東區執行董事、
康活麗苑健康管理美學會館自然醫學專家顧問）

我出版了《自然醫學原理概論》、《健康其實很簡單》兩本關於健康的書籍，用哲學的語言闡明大道至簡，用科學的語言闡明生命的生生之道，用實踐的語言闡明了健康是智慧的產物。

健康的鑰匙在自己手裡，健康是自己的事，不是醫生的事，更不是別人的事，生命的道在你身上，生命的大能在你身上，因此，健康由你自己做主！

本書雖從糖尿病的自然療法出發，但對樹立正確的健康觀，做好物質、能量、資訊三流交換，對健康本質的掌握值得嘉許與推薦。

——張奇（山東森泰健康諮詢有限公司顧問、
American Liberty University 東方醫學博士）

從病因著手，
自然醫學助你遠離糖尿病

楊志良／亞洲大學健康產業管理學系榮譽講座教授

　　本書作者文蕙是我於臺灣大學公衛所博士班任教時的學生，亦曾共事於國立金門大學創建護理學系與健康護理學院。初閱本書即被「啟動糖尿病自癒力」之書名所吸引，直覺這是一個有趣的議題，細讀之後更覺得這是慢性病高盛行率時代，一本難得的著作；在高齡化時代，本書亦是養生的參考寶典。

　　醫源病與藥源病是目前主流醫學揮之不去的夢魘，加之糖尿病在內的多種慢性疾病無法根治，需終生服藥，造成醫療資源高度的消耗，病患及其家屬的生活品質下降，生產力亦受波及，對個人、家庭、社會都是長期性、累積性的消耗，因此輔助與另類療法在歐美盛行，並受到醫療保險給付的實質支持，在德國即有「治癒有理」的諺語。

　　中外的輔助與另類療法名目眾多，文蕙因工作之便，針對糖尿病提出各式的自然療法，其可貴之處在於闡明糖尿病並非絕對不可根治的，給病患燃起希望與目標。

　　本書內容豐富，內涵精深適合醫療工作者作為輔助之工具，亦適合病患作為了解自己病因、病程、病果之參考工具，讀者可因應自己

需求優先選讀其中之部分，惟欲窺糖尿病自然療法之全貌，則需依序閱讀。

　　全書分為四部分，首先述明糖尿病的流行病學現況；繼而分別就主流西醫、中醫、自然醫學的視角說明糖尿病的病因看法，因著對糖尿病病因看法的差異，故有不同的介入與治療方法，不同的介入與治療方法，導致不同的治療效果與效率，糖尿病患可根據自己的病程現況及冀求的治療效果與效率，選擇適合自己的治療方法。糖尿病是生活型態疾病，本書對引起糖尿病的不健康的生活型態有周延性且系統性的說明，讓糖尿病友對自己的病因能了然於心，這是一般醫生無暇與病患溝通的部分。

　　第二部分介紹自然醫學緣起與發展、自然醫學的原理與生命觀、自然醫學健康與疾病觀、自然醫學的病因學、自然醫學的檢測原理與各種檢測方法、自然醫學的治療等，自然醫學的檢測與治療均謹守非侵入性、無傷害性的原則，對降低醫源病與藥源病的危害及醫療資源的消耗均有所助益。

　　第三部分介紹自然醫學的糖尿病治療方法，內容包羅主流醫學的生活型態介入及各式的自然療法，綜觀各式的糖尿病自然療法，均是由病因、病根入手，這與主流醫學的症狀療法大相逕庭。

　　第四部分介紹治癒糖尿病的迷思及糖尿病領域未來研究發展方向，難能可貴的是全書附有豐富的圖表方便讀者閱讀。

世界衛生組織已提出，疾病治療的方式，要從過去的生物醫學模式轉變為生活、社會、環境、心理相結合的模式，因為產生疾病不僅僅是生物因素，還包含多方面的原因。文蕙有豐富的臨床經驗、教學經驗、管理經驗，在臺大博士班主修健康行為科學，繼之學習自然醫學，期許她能綜合應用過去所學與經驗，造福糖尿病及其他慢性病患，故樂為之序。

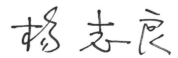

本文作者經歷：

衛生署署長
中華民國公共衛生學會理事長
中華民國衛生教育學理事長
台灣健康保險學會理事長
臺大公衛學院醫療機構管理研究所所長
臺中健康暨管理學院副校長
亞洲大學健康學院院長、健康管理研究所所長

一理通，百理徹

何永慶／《自然醫學文摘》雜誌社社長

　　欣聞韓教授著作《啟動糖尿病的自癒力：生活型態病的自然醫學解方》即將付梓，可喜可賀！

　　本書係韓教授聚多學科的專業，旁徵博引地由防治糖尿病為切入點，實質是對內源性疾病的防治作了相當深入的剖析；誠可謂「一理通，百理徹」。

　　談到「自然醫學」，相信大家這個名詞越來越耳熟，其定義及內涵的論述也各有千秋。其實，無論什麼醫學流派，它的對象主要是人，是生命。而生命如何定義？大家應該有個統一認知，後學不揣淺陋，特就此機會把「中華自然醫學」對生命的定義，與大家分享：

　　「凡具有由遺傳獲得 DNA 信息資源，並具有與外界（大自然中的一切）信息、能量相互感應的本能的有機活體皆為生命」。

　　「生命的現象是信息、能量、物質在一定時空中，有序且多層次的動態和合展現。信息以物質、能量做載體，調控物質、能量，三者互動轉化而不可分割；但三者相互不可完全替代。」

　　生命的本質特徵是「自我生成、自我複製、自我更新、自我調節、自我療癒、自我適應」的有機統一活體（**註 1**）。因此任何生命都有其

強大的生命力，也可稱之為自癒力、自然療能（Medicatrix）和中醫說的「正氣」。是故，所謂自然醫學的任何理、法、方、藥、食等都是在幫助和強化以上「六個自我」，並盡量附合「適應原（Adaptogen）」（註2）的條件，謹守「首務無傷。論之有據、言之有物，簡便易行，行之有效」的原則，始能宣稱為自然醫學或自然療法（註3）。

韓教授此著作將以上內涵充分地鉅細靡遺地陳述出來，實在難能可貴。相信有雅俗共賞之旨趣，無論是學者專家或是普通百姓，只要靜下心仔細閱讀，細細品味，必然都能對自然醫學有個清晰的了解，並可簡便易行的落實到臨床和生活中。

本文作者現任：

《自然醫學文摘》雜誌社發行人 / 社長
美國自然醫學研究院副主席 / 執行長

註1 摘自「中華自然醫學宣言、公報」。此宣言是在 2012 年 4 月 7 至 9 日在馬來西亞吉隆玻召開的「2012 年世界中華自然醫學高峰論壇」（http://www.aanmc.info/news/Leaflet.pdf），由與會的 300 多位學者專家及馬來西亞政府首長衛生部長廖中萊博士共同簽署發表。

註2 前蘇聯國家科學研究院研究員伊索拉爾．布萊克曼博士（Dr.Israel Brekhman）在上一世紀七十年代提出「適應原（Adaptogen）」的觀念，得到世界醫學會的認同。其條件有三：
1. 無毒、無副作用。（nontoxic)
2. 廣效性，其作用不限於特定臟器、器官。(nonspecific）
3. 具備使身體各機能正常化作用。（normalization）能調整激發全身，使全身正常化而達到體內動態平衡（homeostasis）或自癒力（self-curative power or self-healing ability）。

註3 醫學為體，療法為用。

為一輩子吃藥打針的糖尿病找出路，為生活型態病找解方

　　寫作及編撰叢書是整理自己所學的大好時機，也是傳承、統整、創新的艱辛歷程。文章千古事，故抱著如臨深淵、如履薄冰的敬謹之心；戒慎恐懼之情，孜孜恪恪的努力不懈，惟「健康」是一個複雜的議題，個人畢竟所學有限，書中掛一漏萬之處在所難免，尚祈各位專家學者及先進多予斧正。

　　後學是站在各位專家學者及先進的既定成就上前行，故以無比感恩的心境撰寫此書，若書中有所偏誤，是個人之失職；若此書能為糖尿病友或其他慢性病患釋疑解惑、改善病情，則應歸功於各位專家學者及先進的成就，後學只是幸運的有機會站在他們的肩膀上，方得以完成此書。飲水思源，能不感念哉！

　　所有的慢性病（內源性疾病）都與生活型態有關，即使「管住嘴、邁開腿、少是非、多喝水」的健康原則人人都能朗朗上口，但知其然，並知其所以然且身體力行者卻寥寥無幾，希望本書能能讓讀者「知道」、「做到」並「傳道」，畢竟「千金難買早知道、萬金難買做得到」，知行合一，知才有價值，「傳道」是將知與行的道理、方法告訴別人，即是傳播善知識、正能量，「傳道」的過程中可內化自己的知識、固化自己的行為，利人利己。

「飲食有節、起居有度」是中華民族老祖宗的智慧與教誨，在現代化、科技化的風潮之下，我輩輕忽了祖先的教誨，也付出了慘痛的健康代價，若想獲得真正的健康，則需回歸「飲食有節、起居有度」的生活型態，並輔以各式的自然療法，方可收正本清源、事半功倍之效。而且不僅僅是糖尿病患，凡是內源性的慢性病患者，均可因閱讀本書而受益。

無論是哪一種自然療法，我們都必須清楚的知道：真正療癒你的是你身體潛在的自癒力，自癒力就是身體自我排病、自我修復的能力，外在所做的不過是支援、調動、激發、輔助、配合而已。你的自癒力，就是健康的根源！本書雖以糖尿病為討論焦點，但自然醫學的理論原則、自然醫學的各種療法均適用於各種慢性病及亞健康、亞疾病患者之自我保健。

成年人的糖尿病、各種慢性病及癌症，均是不健康的生活方式養出來的病，病人常問：「糖尿病能根治嗎？」糖尿病根治的定義是：「讓自身的胰腺功能恢復工作，正常精準分泌胰島素。」能否根治的答案只有病人自己知道，因為「飲食有節、起居有度」的生活型態是否落實，病人自己心裡有數。只要疾病沒有發展到病入膏肓、不可逆的階段，及時回歸良好的生活型態，抱著懺悔、還債的心態彌補過去對身體過度使用、濫用、虐用，再配合中、西醫或自然醫學的各種療法，取其相輔相成之效，對減少用藥量、控制疾病、改善健康有一定的成效。

有些新發 2 型糖尿病患者體內胰島 β 細胞即使損傷 50% 以上仍

有代償功能，糖尿病患透過合理的積極治療，讓「休眠」的胰島細胞休整後再工作，並改善影響糖尿病的各因素，使血糖控制達標、症狀消失，經過一段正規治療，特別是適宜的飲食控制、運動、心理調適等手段，血糖可以降至正常，甚至不用藥也可維持血糖在正常範圍內，這就是醫學上所說的「臨床治癒」，但這並不代表糖尿病已被治癒，如果回歸不健康的生活方式，假以時日糖尿病的症狀就會捲土重來，這意味著「飲食有節、起居有度」是終生的修為。「養心在靜、養身在勤」，一勤天下無難事，只要方向對了，方法對了，持之以恆，收穫是上天回應耕耘的必然！健康亦不例外。

21 世紀的科學時代，如何「飲食有節、起居有度」呢？自然醫學各種自然療法，如何抉擇與運用呢？請向專業人員取經，切勿閉門造車，畫虎不成反類犬。

真正的有道之醫，不單是一個賣藥的人，更應該是一個生命重建工程的總設計師，是一個個迷途的生命的引路人，以此自勉！

本書目的：

1. 為糖尿病友謀求福祉，降低病友的醫療花費、提升病友的生活品質。
2. 同時為病患降體重、降體脂、降血壓、降血糖。
3. 為國家健保節省醫療費用與資源。
4. 改善糖尿病友的健康狀況，提升生產能力，間接為提升國力做貢獻。

特別感謝：

　　本書得以完成，係承蒙自然醫學專家林詠琪提供幹細胞療法之資料，周德愷博士提供自然醫學發展之資料，張奇博士提供自然醫學原理之資料，何永慶社長提供體內環保之資料，黑龍江瑞京糖尿病醫院林紫山先生協助部分文字謄打，崔志強先生、史俊峰先生、李楠先生協助處理圖像，特此致謝！

　　本書成書於我任職黑龍江瑞京糖尿病醫院之際，謹以本書向瑞京糖尿病連鎖醫院卓國金董事長、陳建林總經理及瑞京大家庭每位同仁給我的關懷與支持，致上無限敬意與謝忱。

目　錄
Contents

目　錄
Contents

目 錄
Contents

圖表目錄

目　錄
Contents

我的自然醫學之旅

生命會為自己找出口

　　我的健康狀態是屬於先天不良，後天失調的人。幼時出生成長於新竹市，全新竹市的小兒科醫師、耳鼻喉科醫師都認識我——那位每個月至少喉嚨發炎一次，並且打針吃藥、高燒不退的「韓小妹」。那個年代，父母被教導發高燒一定要退燒，否則腦子會燒壞，所以既然全新竹市的小兒科醫師、耳鼻喉科醫師都不能讓我退燒，父親開始找中藥自己幫我退燒，沒想到竟然奏效！爾後我生病仍然先看西醫，取得診斷後，西藥束之高閣，改吃父親找的中藥，印象中我吃過毒蠍子等奇奇怪怪的動物與中草藥，當然其苦無比、難喝無比，但我必須一飲而盡，因為我不想臥病在床，因此我的童年、青少年是被中草藥串起來的。

　　當我變成一名實習護士在全國最負盛名的醫學中心實習，我認為我有機會去看最有名的耳鼻喉科主任，他定能治好我的頑疾，終於可以擺脫父親的苦中草藥了。名醫的診間擠滿了病人，牆上打出多個病人的影像檢查報告，我發現我的影像明顯的呈暗紫色，多年後我才體悟出那是供血不足缺氧的現象，無奈當時的名醫主任看了一眼我的影像檢查報告，竟只說了一句話：「psychosis」，其他的病人聽不懂醫師的英文，都沒有反應，但護士卻以鄙夷的眼神看著我，對一個年輕

的女孩來說，這是多大的羞辱！當時我紅著臉逃出診間，等我自己成為護士，還當了護理系的老師、系主任，我清楚的知道，當醫師檢查不出你的病，而你自己硬要說有病時，醫師會給你一個診斷：「慮病症」，這跟「psychosis」是類似的意思，即：你腦子有問題，精神不正常，無中生有。

我是公共衛生博士，學校為了評鑑，校長派我去當護理系主任。護理系的特色是學制複雜，師生眾多，因為實習的關係，問題也最多，每天中午是老師或學生找系主任解決問題的時間，所以下午二時才是我的午餐時間，加之週末有在職班學生到校，我週一到週日上午七時到晚間十一時全時上班，因此我的系能獲得評鑑一等。學校每年有不同的評鑑，評鑑的佳績是用我的健康換來的，我幾乎成為紙片人，走在路上隨時會倒下，腿腫痛得走不動路。

在一位負有盛名的醫師診間，他告訴我這是老化無法醫，可以吃藥但健保要年紀更大才給付，因此我常常到藥房買藥吃，有一天藥師說：「你吃這麼多會中毒的」，我突然被驚醒，以前我一直認為我一個人超時工作可以讓全系 80 位老師、1200 位學生及 1 位系助理日子比較好過，應該是划算的，卻未思及自己可能已快要油盡燈枯，我突然發現我髮際的美人尖不見了、下眼簾的臥蠶不見了、眼袋突出，原來自己未老先衰了！

之後在多個學校工作都曾多次為了幫學校爭取獎勵經費，兩天一夜的連續工作寫計畫案，過勞死的陰影時刻壟罩著我，因此任何的療癒機會我都去嘗試，火灸、推拿、按摩、刮痧等，不勝其數。

我因為長期伏案工作，患過兩次五十肩，右肩疼痛、右手失去功能，我不想吃醫生開的止痛藥來騙身體，所以第一次得病後，利用暑假到山上找一顆大樹，右手壓在大樹上找出痛點，用反向的力量來復健自己，暑假結束，五十肩也好了，「副作用」是視力也變好了；第二次患五十肩時，忙到無時間到山上找大樹，只好請推拿師傅按摩而治癒。長期處於高壓工作下，在一個烈日的午後，我的身體在應激反應之後，免疫系統崩潰，四肢腫為二倍大，同樣的，我不想用類固醇來騙身體，於是我用中草藥及蜂王乳治好了自己，至此以後，我一直使用蜂王乳，它讓我的更年期風平浪靜，沒有一絲更年期症候群的不適，可以說，我優雅地度過了更年期。自然療法就是這麼神奇！

與自然醫學的邂逅

　　被正統西醫教育體系訓練出來的我，卻無法解決自己從幼年到中老年的健康問題，其懊惱與無奈可想而知。有一年我開了一門課：「輔助與另類療法」，就西醫主流醫學的立場，其他的治療方法都是輔助的、另類的。始料未及的是竟有 200 位學生選課，而且在職班學生居多，後來我才了解在職班學生或多或少都有一些健康問題，他們也在給自己的病痛找出路！「輔助與另類療法」這門課請了許多不同的老師分享他們的成就與心得，給學生也給我自己開了許多扇窗。

　　當我關注輔助與另類療法這方面議題時，收到相關的學習資訊，雖然年紀已不輕，系主任的工作負荷仍然很重，但我利用週末把握每一個學習機會，記得當時頗有與自然醫學相見恨晚之嘆！以一個正統

西醫教育體系訓練出的視野來看，我認為自然醫學應該有它的教科書，例如：自然醫學概論、自然醫學原理、自然醫學的檢測、自然醫學的實務、自然醫學的健康管理等，當我提出構想時卻沒有一位自然醫學的先進願意承擔，因為他們都忙於自己自然醫學實務的單一領域，因此我很阿Q的生起「捨我其誰」的想法。

自然醫學給我的驚喜

　　過度疲勞、慢性病、代謝性疾病、亞健康、亞疾病，這些問題困擾著病患也苦惱著醫界，醫師只有二種答案，「吃一輩子藥」、「老化，無法醫治」，可是病患對這二種答案是不滿意的，很幸運的我在自然醫學領域找到答案與方法，我的一位朋友是中研院退休的生化博士，他體會自然醫學的心得是：「高手在民間」，我則補充一句：「不一定有證照」。德國有一句諺語：「治癒有理」，誠然，能抓老鼠的就是好貓，何須在乎白貓、黑貓。

　　我曾經無法蹲下、無法穿高跟鞋、臉色是標準的「黃太太」、經常被靜電電到、三不五時需要看牙醫，走路無力、背挺不直、牙咬不動食物、脹氣吃不下飯、手拿不動筆，所以寫字像鬼畫符，我不喜歡跟人聊天，因為我沒有力氣講話、我的腦袋變得不靈光，記憶及思考緩慢，不論這些症狀是疾病或老化，在自然醫學看來均極其簡單處理。

　　自然醫學是處理「病根」的醫學；主流醫學是治療「病果（症狀）」的醫學。我們都知道三分治、七分養的道理，所以患慢性病去看醫生，只能得到 30 分，另外 70 分是靠自己調養（三養：營養、保養／休養、

修養；三動：活動、運動、互動），然而如何調養？道聽塗說，莫衷一是。**主流醫學是三分治的醫學、自然醫學是七分養的醫學，自然醫學的養是處理身體的毒素、阻塞與功能紊亂，使自癒力能開始運作。**主流醫學主要聚焦於人體的物質面；自然醫學則主要聚焦於人體的能量面與信息面，然而人體的慢性病痛是源起於能量面與信息面的紊亂與功能缺損，繼之才有人體物質面的病理變化，所以自然醫學可以比主流醫學更早偵測出病灶，在疾病早期處理，也更容易治癒，同時不會將「慮病症」及「psychosis」強壓在病人身上。

　　身體是非常神奇的，你用正確的方式對待它，它會給你意想不到驚喜。現在的我能穿高跟鞋走長路、背是挺的、腰是直的、美人尖長出來了、眼袋幾乎沒有了，最令我意外的是下眼簾的臥蠶竟由眼尾朝眼頭方向逐漸長出了，頭髮、指甲都長得比以前快，嘴唇不再發紫脫皮，十隻手指甲上的直紋逐漸退去而變平滑，長有橫紋的腳指甲下長出平滑的新指甲，有橫紋的舊腳指甲逐漸褪去。前日到銀行，因為等候的人很多，所以我拿起報紙來看，以前我只能瀏覽報紙的標題，不戴眼鏡是無法看清楚報紙的小字，當日我卻驚喜地發現，未戴眼鏡竟能看清楚報紙的小字。現在多年不見的朋友、同學，見到我最常說的是：「妳變年輕了」或「妳變漂亮了」。

我與糖尿病的邂逅

　　四年前我仍在系主任職務任上，通宵達旦地為學校寫計畫申請教育部補助經費，夜間睡辦公室是常態，當然健康狀態非常差，老態龍

鍾、步履蹣跚。偶然的機會碰到由中國來臺尋求人才的醫院集團董事長與總經理，相談甚歡，故答應他的邀請，到他集團的旗艦醫院作管理工作。到中國醫院作管理工作的臺灣精英相當多，但如我年過一甲子、隻身赴冰天雪地的東北任職應絕無僅有。所有家人、朋友都勸我不要去，更有朋友直接說：「你去了，怕會死在那裡」！強烈的好奇心與不服輸的個性，我勇敢挑戰一年有半年是冬天的黑龍江省哈爾濱市，領略攝氏零下 36 度的滋味，驗證如履薄冰成語的真實含意，體會在冰上摔得四腳朝天，久久爬不起來的窘境。在大陸有一種詐騙叫「碰磁」，所以在冰上摔跤了，沒有人會來扶你，人們只會站在遠處問：「妳還好嗎？」當然我衣服穿太多還同時戴兩頂帽子被當地人笑已司空見慣。

我服務的是一家糖尿病專科醫院，我希望一面作管理工作，一面推動自然醫學，並用工作之餘寫自然醫學的書籍。雖然都是糖尿病人，但卻有不同的故事。

王奶奶，兒子在美國，自己獨居，她晚上不敢閉上眼睛睡覺，因為她怕血糖太低，昏迷了沒有人知道。

李爺爺是高級知識分子，言談舉止顯出他是有「文化」的，他怕血糖太高，不敢吃東西，人瘦到皮包骨。

趙女士，未婚，未退休前就被驗出有糖尿病，退休後面對每天扎手指驗多次血糖，還要吃一輩子藥，不禁悲從中來，天天以淚洗面。

陳女士是位胖墩墩的太太，被她的愛人及兒女簇擁著來住院，因為血糖高到暴錶，醫師立刻為她打降血糖的藥物，但卻藥物反應強烈，全身紅腫並出疹，他們人多勢眾，立刻要求賠償，在大陸「醫鬧」是稀鬆平常的事，處理「醫鬧」也是我的例行工作之一，我暫不理會病患家屬的求償要求，先探視病人，詢問排便情形，原來病人近一週未排便，依自然醫學的理論，宿便毒素的累積有可能造成皮膚腫脹並出疹，因為不能正常排便時，身體累積過多毒素，就會將毒素排到體表的皮膚，因此腫脹並出疹。我請護士協助病人通便，排便暢通後，病人皮膚腫脹、出疹問題自然消失，「醫鬧」也無法成立了。此外，更多的是病人跟我分享他／她在文化大革命的際遇，不禁讓人潸然淚下。

　　形形色色的糖尿病人故事，讓我原定自然醫學的寫書計畫，改弦易轍，由「自然醫學概論」轉變為「啟動糖尿病的自癒力」，其目的是想打破「糖尿病需終身打針吃藥的迷思」，依自然醫學的理論，只要病人的自癒力救得起來，糖尿病就有機會根治。

　　就問題的本質來看，可分為四個層面，健康問題亦不例外。製造問題、處理問題、解決問題，預防問題，不懂養生的人或用錯誤方法養生的人會製造健康問題，過去我在醫院工作，醫護團隊處理病人的健康問題，對慢性病來說，處理病果（症狀），沒有處理病因／病根，病人就會反復的來就醫、住院，所以工作沒有成就感，因此我轉換跑道，由臨床轉教學，希望能從根本上解決問題，進而預防問題，但醫護教育的既定模式，讓我初衷難償，因此我開始學習中醫及自然醫學，期許自己能作到解決健康問題，預防健康問題的境界。

人來到世上，消耗數十年地球資源，應該為後人留下些什麼，讓他們可以活得更好。寫自然醫學的書，讓健康問題能被解決、被預防，是我退休後的人生目標。終身學習是現代人的必修課，我很慶幸在博士後能有機會學習到自然醫學，自救救人，豈不快哉！

壹

認識
代謝症候群
及糖尿病

一 代謝症候群

代謝症候群（Metabolic syndrome）並不是指單一的疾病，而是指人體的蛋白質、脂肪、碳水化合物等物質發生代謝紊亂的病理狀態，是導致心腦血管疾病的綜合徵候。

代謝症候群的定義

根據衛生福利部國民健康署的定義，代謝症候群家族的成員包括：

1. **腹部肥胖**：男性的腰圍 ≧ 90cm（35 吋）、女性腰圍 ≧ 80cm（31 吋）。
2. **血壓偏高**：收縮壓 ≧ 130mmHg 或舒張壓 ≧ 85mmHg，或是服用醫師處方高血壓治療藥物。
3. **空腹血糖偏高**：空腹血糖值 ≧ 100mg/dL（5.6mmol/L），或是服用醫師處方治療糖尿病藥物。
4. **空腹三酸甘油酯偏高**：≧ 150mg/dL（1.7mmol/L），或是服用醫師處方降三酸甘油酯藥物。
5. **高密度脂蛋白膽固醇偏低**：男性 <40mg/dL（1.03mmol/L）、女性 <50mg/dL（1.29mmol/L）。

以上五項組成因素，符合三項（含）以上，即可判定為代謝症候群。

代謝症候群的特點是多種營養素的代謝紊亂導致肥胖，尤其是中心性肥胖，及血糖、血壓、血脂、尿酸等代謝指標升高，全身 60 兆細胞浸潤在此不佳的環境中，於是產生胰島素阻抗、高胰島素血症、脂肪肝，這些代謝紊亂成為糖尿病、心腦血管病變以及某些癌症的病理基礎。

因此代謝症候群的發生，不僅代表罹患糖尿病的機會增加，也表示心臟血管疾病危險因素增加，這些疾病嚴重威脅人們的健康，造成民眾生命財富的損失，國家也耗費了龐大的醫療成本。因此代謝症候群是國際間評量國民健康的一個重要指標，由於西化飲食及現代化生活的影響，代謝症候群的趨勢在全球愈發朝向年輕化、複雜化發展。

代謝症候群並不是由病毒或細菌所引發的傳染病，而是和身體的食物攝取、消化、吸收、利用有關。從人類演化的角度看，代謝症候群是「演化不適」的結果，狩獵時代人類鮮少有糖類可食用，農業時代糖類攝取增加，畜牧時代蛋白質攝取增加，17 世紀後人類開始種植甘蔗，糖類進入人類的菜單，近 300 年人類吃得太好，現代的小孩攝糖量是 100 年前的 10 倍，人類消化道的演化，趕不上人類飲食結構的快速變化，代謝性疾病故而層出不窮。許多慢性病都與體內營養不均衡有關，有專家表示：慢性病的致病因素中 60% 都涉及營養問題。

維生素 B_{17} 的發現者恩斯特・T・克雷布斯（Ernst T. Krebs）博士於 1974 年第二屆癌症研討年會的演講指出，「醫學史上沒有一種代謝性慢性病可以被藥物治療，除非從屬於人類的正常飲食中的某些元素中求得，……」遺憾的是，「科學的應用使得我們過度文明而不願面對某些事實，人類傾向於幻想一定還有什麼奇蹟在『外面』，一定

還有簡單的方法或捷徑、某個神奇的藥物、針劑或超乎我們想像的人為力量，可以為我們解決本該我們自己做的事。這形成我們思想上的迷思和誤解。」

人類的已知圈愈大，未知圈亦愈大！美國知名牧師雷夫·薩克曼（Ralph W. Sockman）說：「知識之島愈大，知識海岸線愈長（The larger the island of knowledge, the longer the shoreline of wonder.）」知識之為用，在了解自己的邊界及侷限，人類對健康的探索仍在瞎子摸象，謙卑的面對健康、尊重身體的自然規律，由「外求」改為「內求」才是健康的終極追求。

二 糖尿病

　　糖是人體不可或缺的能源物質，當胰臟細胞感知血糖濃度升高時，會分泌胰島素，藉由胰島素的作用，使葡萄糖（血糖）進入細胞供細胞產生能量，多餘而細胞用不完的葡萄糖，則由三分子的葡萄糖濃縮為一分子的肝醣儲存在肝臟，稱為肝醣（肝醣元），這一過程就可維持血糖在一平穩的範圍內，且全身細胞獲得能量的供應；雖然脂肪也供應細胞的能量，但不是胰島素所控制的，不在本書中贅述。當胰島素不足或功能作用出問題，葡萄糖無法進入人體細胞中被利用，此時若肝臟無法將葡萄糖濃縮為肝醣儲存於肝臟，將使得糖大量堆積在血液中，多餘的糖經由腎臟從尿液排出，形成了糖尿病。

血糖的濃度計算單位

　　血糖的濃度計算單位有 mmol/L 及 mg/dL 二種標註方式，在美國及臺灣多用 mg/dL。

- mmol/L（毫莫耳／升）：1 升血液中含有多少毫莫耳的葡萄糖。
- mg/dL 是 100 毫升血液中含有多少毫克的葡萄糖。
- 1mmol/L=18mg/dL、1mg/dL=0.056mmol/L，1 升 =1000 毫升，100mg/dL=5.6mmol/L。

臨床使用空腹血糖（至少 8 小時未攝取熱量）及飯後 2 小時的靜脈血糖，或口服 75 克葡萄糖 2 小時血糖（75g OGTT 2h）及糖化血紅素（HbA1c，簡寫為 A1C），來篩查糖尿病。（註 1）

血糖值是當下的血糖濃度，與飲食、運動、用藥、情緒有關；糖化血紅素顧名思義是紅血球的蛋白質與葡萄糖的結合物，當血漿中葡萄糖濃度較高時，A1C 就升高，是反應一段時間內（約 3 個月）血漿中葡萄糖濃度的指標，A1C 的濃度以 % 來表示。

糖尿病的診斷標準如下表 1（mg/dL）及圖 1（mmol/L）；糖化血紅素（%）與平均的血糖值（mmol/L）對照，如圖 2。

表 1　糖尿病的診斷標準表

	正常	異常	糖尿病
空腹血糖值	< 100 mg/dL	100 ～ 125 mg/dL 空腹血糖異常（IFG）	≧ 126 mg/dL
口服 75 克葡萄糖 2 小時血糖值	< 140 mg/dL	140 ～ 199 mg/dL 糖耐量異常（IGT）	≧ 200 mg/dL
糖化血紅素（A1C）	4 ～ 5.6%	5.7 ～ 6.4%	≧ 6.5%

IFG： Impaired Fasting Glucose 空腹血糖受損（異常）（空腹血糖介於 100 ～ 125 mg/dL 或 6.1 ～ 7.0 mmol/L）

IGT： Impaired Glucose Tolerance 糖耐量減低（異常）（飯後 2 小時的血糖介於 140 ～ 199 mg/dL 或 7.8 ～ 11.1 mmol/L）

註 1　指尖微血管血糖只是監測血糖變化的參考依據，隨機血糖是餐後任何時間的血糖，指尖微血管血糖及隨機血糖皆不能用於診斷，但可用於監測血糖變化。

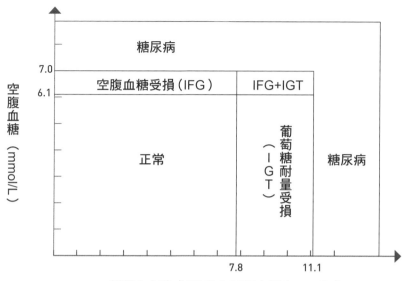

圖1 糖代謝異常的診斷標準

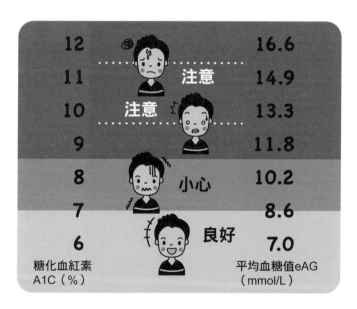

圖2 糖化血紅素（A1C）與平均血糖值（eAG）對照

世界衛生組織（World Health Orgnization,WHO）將糖尿病分為四種類型：1型糖尿病、2型糖尿病、其他類型糖尿病和妊娠期糖尿病，雖然每種類型的糖尿病的症狀都是相似甚至相同的，但是導致疾病的原因和它們在人群中的分佈卻不同，跟家族遺傳、肥胖、高齡有關，本書以討論2型糖尿為主。

線粒體基因突變型糖尿病

由於基因檢測技術的進步，科學家發現「線粒體基因突變糖尿病」，這是一種特殊類型的2型糖尿病。線粒體基因突變糖尿病與1型糖尿病相似都與遺傳有關，但與1型糖尿病不同的是，此症沒有胰島素依賴的現象。線粒體基因突變糖尿病的臨床症狀與2型糖尿病相似，不同的是此症無明顯的胰島素阻抗現象。此症是因線粒體基因突變引起了線粒體末端轉錄損害，從而使線粒體蛋白質合成異常和功能缺陷，進而導致胰島 β 細胞遺傳缺陷，患者胰島 β 細胞的分泌功能會呈現進行性的衰退，因此基因診斷是確診本病的「金標準」。這是一種單基因突變糖尿病，臨床表現為母系遺傳。一般在45歲前發病，若胰島功能尚可，用降糖藥治療，否則，需打胰島素。

三 糖尿病的流行病學調查

（一）全球糖尿病概況

（資料來源：國際糖尿病聯盟（IDF Diabetes Atlas））

1. 全球糖尿病流行病學概況

依據國際糖尿病聯盟（IDF）公佈的 2017 年全球糖尿病地圖（IDF Diabetes Atlas）第 8 版，2017 年全球約 4.25 億成人患糖尿病，預計到 2045 年，糖尿病患者可能達到 6.29 億，如圖 3 所示。

從圖 4 可看出 20 至 79 歲糖尿病患者由 2000 至 2017 年總數的成長變化量。圖 5 則顯示出 2017 及 2045 年全球（20 至 79 歲）不同年齡段的糖尿病發病人數的成長。

2017 年，估計全球有 2.124 億成人糖尿病患者（約一半患者）沒有得到診斷，其中，84.5% 在低收入和中等收入國家。即使在高收入國家，也仍有 37.3% 的糖尿病患者未得到診斷。

2017 年全球 20 至 79 歲人口，糖尿病患病率估計為 8.8%，預計到 2045 年會達到 9.9%。2017 年全球 20 至 79 歲的糖耐量異常（Impaired Glucose Tolerance, IGT）患病率估計為 7.3%，預計到 2045 年會達到 8.3%。2017 年，20 至 79 歲女性的糖尿病患病率約為 8.4%，男性患病率約為 9.1%。男性糖尿病患者比女性糖尿病患者多 1710 萬。不論男性還是女性，均是 65 至 79 歲的糖尿病患病率最高（圖 6）。圖 7

是 2017 年 20 至 79 歲糖尿病患者數量最多的前 10 個國家，前三位分別為中國、印度和美國，糖尿病患者數量分別為 1.144 億、7290 萬和 3020 萬。預計到 2045 年，糖尿病患者數量最多的前三位國家分別為印度、中國和美國，數量可分別達到 1.343 億、1.198 億和 3560 萬。

2017 年全球兒童和青少年 1 型糖尿病（<20 歲）患者數量為 1,106,500。從圖 8 可看出，美國、印度和巴西的患者數量占前三位。2017 年 4.25 億糖尿病患者中，1.46 億居住在農村地區，2.79 億居住在城市地區。預計 2045 年的 6.29 億糖尿病患者中，1.56 億居住在農村，4.73 億居住在城市。

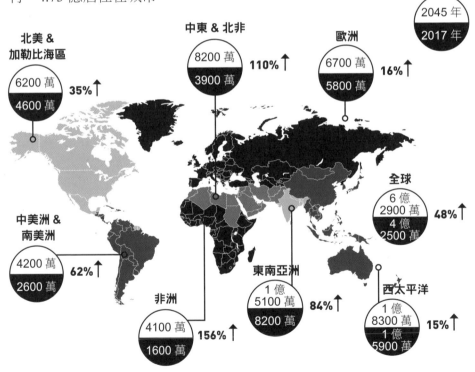

圖 3　2017 年全球（20~79 歲）各地區的糖尿病發病人數及 2045 年預估發病人數

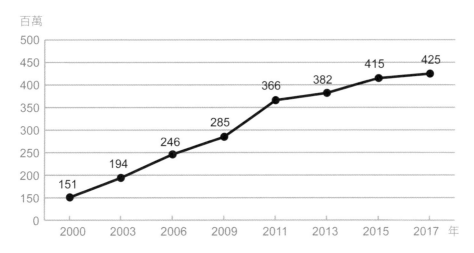

圖 4 2000~2017 年糖尿病患者（20~79 歲）總數量的變化

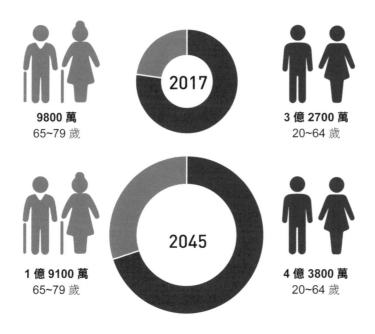

圖 5 2017 及 2045 年全球（20~79 歲）不同年齡段的糖尿病發病人數

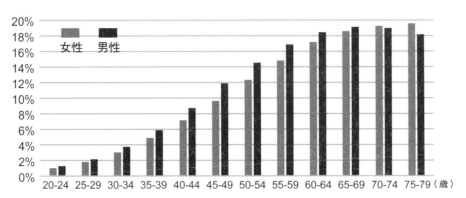

圖 6　2017 年不同性別和年齡層的糖尿病患病率

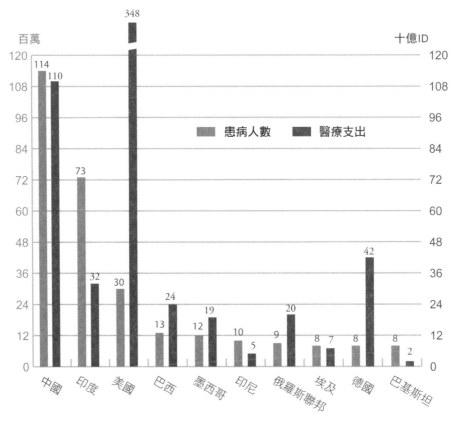

圖 7　2017 年糖尿病患者數量最多的前 10 個國家

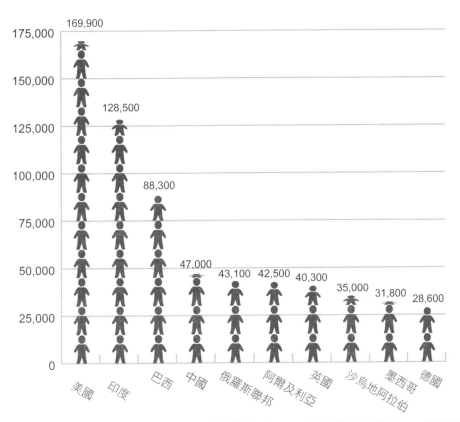

圖 8 2017 年兒童和青少年 1 型糖尿病（< 20 歲）數量最多的 10 個國家

2. 糖尿病所致死亡

2017 年，20 至 79 歲人口群中，約有 400 萬人死於糖尿病，糖尿病占全球全死因死亡的 10.7%。糖尿病所致死亡中，46.1% 的患者年齡小於 60 歲。從性別來看，女性糖尿病患者死亡人數要高於男性，分別約為 210 萬和 180 萬。

糖尿病的發展趨勢是年輕人的糖尿病發病率正在上升，再加上人

口增長和老齡化，就全球而言，即使糖尿病患者的死亡率和心血管事件的發生率在下降，但糖尿病對公共健康的整體威脅實際上依然在增加。糖尿病發病率增加，高危人群越來越多，對治療領域意味著什麼？在過去幾十年裡，很多研究都集中在1型糖尿病和2型糖尿病的治療上，研究的基本結論僅是，強化血糖控制可改善糖尿病患者的結局。儘管大家對疾病的發病機制有越來越多的了解，但如何更好的降低新發病例的數量，更好的處理新診斷糖尿病患者面臨的問題，仍舊需要探索。很明顯的，我們還遠遠沒有控制糖尿病對全球公共衛生的嚴重影響與威脅，隨著發病率的增加，我們顯然需要新策略來降低這一疾病造成的負擔，中醫或自然醫學的協同介入，應是一個新思維與新途徑。

（二）糖尿病在臺灣的現況

在臺灣，第2型糖尿病約占所有糖尿病人口的95%以上，依國民健康署的資料，在1998年，就醫且服藥治療的糖尿病人估計占總人口之2.6%，但是2003年已攀升到3.8%，逐年增加的幅度約為0.2%。這個數據顯示我們的民眾對糖尿病的警覺性提高了，所以經診斷就醫的人口增加；但是人口的老化、居住環境的都市化及體能活動的減少均加劇糖尿病盛行率的增加，根據2015年臺灣死因統計顯示，糖尿病為國人第5位死因。2013至2015年臺灣「國民營養健康狀況變遷調查」發現，18歲以上國人糖尿病盛行率為11.8%（男性13.1%；女性10.5%），推估約有227.5萬名糖尿病的病友，且每年以2.5萬名的速度持續增加，18歲以上成人約9位中有1人罹病，年紀

越大罹病率越高，75歲以上，3人中有1人為糖尿病患。糖尿病眼病的罹患率約3%左右，估計在臺灣3萬名以上的視障由糖尿病視網膜病變促成。依衛生福利部國民健康署估計臺灣糖尿病人口數220萬（表2），依健保資料庫，2005年有99.41萬糖尿病人，至2015年接受治療的糖尿病人口有173.22萬，10年間糖尿病人口數增加了74%。根據國際糖尿病聯盟（IDF）的報告，2015年臺灣的糖尿病人178萬，2017年臺灣糖尿病人218萬。

隨著糖尿病罹病人數的增加及高齡化趨勢，糖尿病患的醫療消耗亦在增長中，根據糖尿病關懷基金會的統計，糖尿病患的醫療費用為一般人的4.3倍，占健保總支出的11.5%，糖尿病腎病的洗腎病患，洗腎費用將近一年300億元。尤其糖尿病有多種併發症，例如腎透析的糖尿病患的醫療資源消耗是無糖尿病併發症者的30倍，形成重大的醫療負擔。

2011年臺灣糖尿病患糖化血紅素（HbA1c）< 7.0%的控制達標比例為34.5%，較2002年調查達成率提升了65%，中風和心血管事件的患病率已經逐年下降。臺灣糖尿病標準化死亡率已由2002年每十萬人口37.1人，下降至2015年每十萬人口24.3人，下降幅度34.5%。顯示出臺灣在糖尿病防治有傲人的成績單。

表2 不同機構對臺灣糖尿病人口數的推估（2014~2015年）

發布機構	推估數量
全民健康保險研究資料庫	173萬人
衛生福利部國民健康署	220萬人
國際糖尿病聯盟	178萬人（139~229萬人）

四 對個人而言, 糖尿病有多可怕?

糖尿病的可怕之處在於：超過一半患者雖然得了糖尿病，卻處於不自知的狀態。換句話說：糖尿病是無聲無息的小偷，緩慢的、逐漸的偷去糖尿病患的健康，直到併發症發生才驚覺，然為時已晚！

部分糖尿病患會有三多一少的典型症狀（多食、多飲、多尿、體重減輕），或傷口不易癒合、視力減退、下肢麻木、皮膚搔癢等不典型症狀。

糖尿病引起的血糖過高並不可怕，可怕的是長期持續性的高糖毒血引發的「併發症」。糖尿病併發症分為急、慢性二種，急性併發症有：低血糖、糖尿病酮症酸中毒、高血糖高滲透壓症候群、糖尿病乳酸性酸中毒；慢性併發症有：腦血管疾病、糖尿病視網膜病變、心血管疾病、糖尿病腎臟病變、糖尿病神經病變、糖尿病下肢血管病變、糖尿病足等（圖9）。

併發症產生的原因是高糖分的血液造成血管內皮的損傷或發炎、壞死，受損的血管內皮使血管的管徑變窄，同時高糖毒血的血液品質及功能均劣化，不論是微血管或大血管，運輸養料、氧氣及排除代謝廢物的能力下降，致使血管本身及其周邊的神經均產生病變，從而導致諸多嚴重問題。例如糖眼病（糖尿病眼部病變）是眼底的微血管病變造成視網膜損傷，進而影響視力，嚴重的會失明；大血管病變還包

括下肢血管病變，即糖尿病足，嚴重的會截肢；微血管病變在腎臟造成糖尿病腎病變，嚴重的致腎衰竭，需要洗腎；心臟、大腦的大血管病變會導致心梗、腦梗、脈管炎等。神經病變亦可能進一步導致糖尿病足，令足部產生潰瘍、壞死，若療效不佳，為了防止蔓延到全身只能截肢。因此糖尿病與高血壓、心腦血管病變、神經病變、眼病、腎病形成共病症或伴病症。

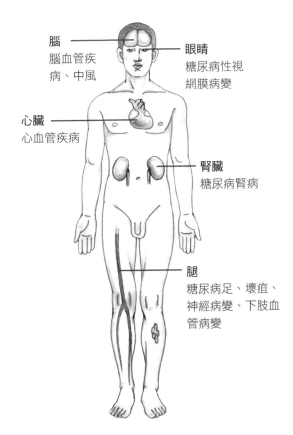

圖 9　糖尿病的危害（併發症）

五 為何會得糖尿病？

（一）主流西醫的看法及糖尿病治療

　　由於飲食不當及肥胖會造成身體代謝紊亂，代謝紊亂導致不同程度的胰島素阻抗，胰島素阻抗造成胰島素相對或絕對缺乏，最終形成糖尿病。這與個人體質、肥胖、家族因素、生活型態、壓力因應與調適等因素有關。由病理原因分析，糖尿病的致病原因有四，如圖 10。

肥胖
導致胰島素阻抗，胰島素無法順利結合細胞膜上的受體，血糖通道無法打開。

胰島素受體受損
細胞膜上的胰島素受體受損，導致血糖無法順利進入細胞被利用。

炎症反應
體內發炎性 T 淋巴細胞過度活化，導致胰臟發炎，胰臟 β 細胞受損死亡，無法製造足量胰島素。

胰島素分泌不足
無足夠的胰島素去打開細胞膜上的血糖通道，血糖無法進入細胞，導致血糖升高。

圖 10　糖尿病的致病原因

西醫在治療疾病時，通常針對疾病的病理學機制進行處理。以 2 型糖尿病為例，是因為胰島素分泌不足和胰島素阻抗造成，所以治療時會採取補充胰島素、促進胰島素分泌，或增強胰島素敏感性等方法。

糖尿病前期，可以用節制飲食及適度運動來控制血糖的變化，此外胰島素增敏劑可增加胰島素的敏感度，保護 β 細胞（分泌胰島素的細胞）保存胰島素的分泌能力並減低 β 細胞的凋亡，可導正多年的葡萄糖失耐者血糖異常的現象。

令人遺憾的是，**到目前為止還沒有藥物能把胰島素分泌的失常完全修復過來，所以一旦罹患糖尿病，除了用藥外，飲食、運動也需持續注意，才有可能把糖尿病控制在糖化血色素低於 7.0% 的目標。**第 2 型糖尿病列入「代謝症候群」之列，接受整合性治療有其重要的意義，因為糖尿病人比正常人有較高的心臟血管、末梢血管及腎功能病變的發生率，控制低密度脂蛋白膽固醇（LDL-C，有害於人體的膽固醇）或血糖固然有助於減少血管的合併症，控制血壓具有減少腎病變、視網膜病變及心血管病變等多重的效果。

糖尿病的治療以降糖藥及胰島素為主，降血糖藥物的作用機轉及副作用如圖 11。臨床上使用的糖尿病藥物主要包括胰島素類、α - 糖苷酶抑制劑、磺醯脲類、雙胍類、格列奈類等，以及作用於新靶點的新型藥物。美國糖尿病協會（ADA）制定 2018 版糖尿病診療標準提到，長期使用二甲雙胍或許與維生素 B_{12} 缺乏有關。使用二甲雙胍治療的糖尿病患者，尤其是伴有貧血或周圍神經病變的人，應該定期監測維生素 B_{12} 的數值。

根據物質不滅、能量守恆的原則，血液中的糖分不可能憑空消失，藥物的作用在削弱小腸的功能；阻止小腸吸收糖分或刺激已飽和的肝臟繼續合成肝醣、刺激腎臟排出更多糖分，臟器在過勞的情況下，易導致器質性病變，惟在兩害權其輕的情況下，不得不用藥。

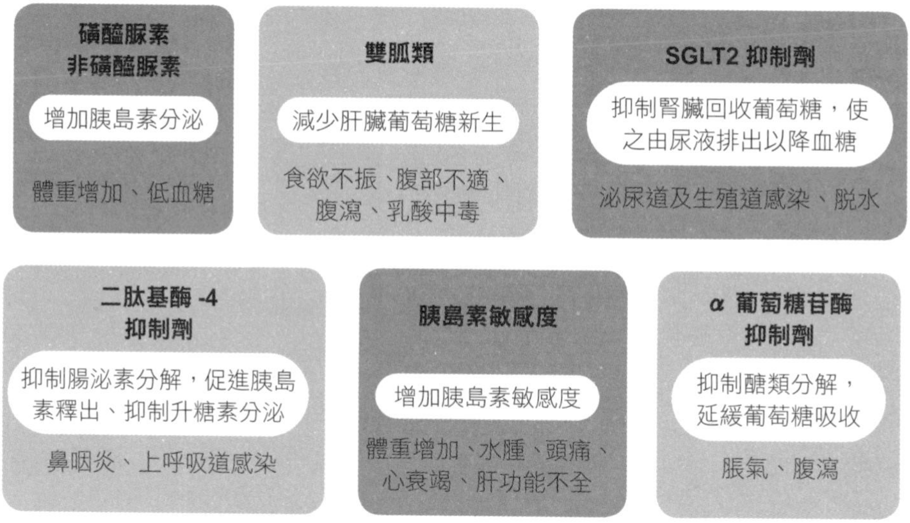

磺醯脲素 非磺醯脲素	雙胍類	SGLT2 抑制劑
增加胰島素分泌	減少肝臟葡萄糖新生	抑制腎臟回收葡萄糖，使之由尿液排出以降血糖
體重增加、低血糖	食欲不振、腹部不適、腹瀉、乳酸中毒	泌尿道及生殖道感染、脫水

二肽基酶-4 抑制劑	胰島素敏感度	α 葡萄糖苷酶 抑制劑
抑制腸泌素分解，促進胰島素釋出、抑制升糖素分泌	增加胰島素敏感度	抑制醣類分解，延緩葡萄糖吸收
鼻咽炎、上呼吸道感染	體重增加、水腫、頭痛、心衰竭、肝功能不全	脹氣、腹瀉

圖 11　降血糖藥物的作用機轉及副作用

（二）中醫對糖尿病的看法

　　中西醫對疾病的詮釋南轅北轍，對疾病治療的基本邏輯亦不盡相同。西醫用各種檢測儀器確認疾病後用的藥物是藥廠經嚴謹的動物實驗、人體實驗後製造出來的標準化藥品；但中醫治病，雖然病症都是高血糖，但病因、病機、病程、病症（病果）各異，治療就會出現「異病同治」或「同病治異」的現象。

中醫以表裡、寒熱、虛實、陰陽（稱為「八綱」）來觀察病情並分類，表裡是指病兆的位置、寒熱是指病兆的性質、虛實是指病兆的強度、陰陽是區分生理功能的二種屬性，陰是物質、陽是能量，血是物質屬陰、氣是能量屬陽。中醫治病講究陰陽平衡、氣血平衡；中醫以虛實了解病理變化，虛則補之、實則瀉之，以求虛實平衡；致病之內因或外因皆稱為邪，身體的自癒能力則稱為正，因此中醫治病是依循《黃帝內經》「虛補實瀉」與「升正降邪」的原則。並根據八綱將人的體質分為陰虛、陽虛、痰濕、血瘀、氣鬱、氣虛、濕熱、平和、特稟（過敏）等九種，中醫治病是依個體的氣血盛衰、正邪深淺、體質差異，分別針對病因、病機、病程，或症候做調養與治療，並利用藥物的偏性來糾正人體的陰陽失調、氣血失衡，以達到祛邪扶正之目的。當正氣（自癒力）充沛，身體便能自行修復而治病，故自癒力被稱為體內的神醫。

中醫的調養觀認為決定人體「陰陽一體之機能」是否強盛或能否恢復的因素主要有以下幾點：

1. 人體先天遺傳基因元陽與元陰之能量是否強盛（即腎為先天之本的概念）。
2. 人體後天氣血能量是否強盛（即脾胃為後天之本的概念）。
3. 人體氣血輸送管道是否暢通、氣血供應能力是否強盛（即經絡和心臟血管機能的概念）。
4. 人體氣血陰陽能量生化形成與相互轉化所需的環境氛圍要件是否能夠滿足（即睡眠養生的概念）。

5. 人體陰陽一體機能正常運行所需的最適宜工作環境氛圍要件是否能夠滿足（即體內環保、心態養生、氣功吐納及起居養生的概念）。

6. 人體氣血、陰陽能量是否均衡（即中道養生、致中和、師法自然的概念）。

人體陰陽一體機能的正常運行是一項系統化的、智慧化的、全自動化的、精密、精微、精細化的、繁瑣化的生化、氣化工程，需要透過中醫各養生要點全面配合才能順利並成功地發揮自身應有的作用。人體各臟腑和組織所積存邪氣與邪毒的清理，以及人體各臟腑和組織積存的損傷之修復工作，身體會根據各類問題的嚴重性與自身能量狀態，全面衡量後決定修復先後與修復程度，一個週期、一個週期地輪流進行，人為介入不能左右它，但可經由調養輔助它，因此中醫被稱為順治；相對的，西醫被稱為逆治，因為西醫的症狀療法（發燒就退燒、咳嗽就止咳……），完全無視於身體自癒的修復過程並強行干預，例如發燒是身體用高溫殺死致病微生物，退燒藥只是幫倒忙；咳嗽是排出呼吸道有毒物質（痰或異物）身體自清的物理機制，止咳藥卻壓抑了這一作用。

中醫認為醫生是不治療疾病的，而是幫助病人調理氣機、輔助病人自癒疾病的，因為中醫認為疾病都是由於氣機失調造成的。人體「陰陽一體之機能」是決定人體能否祛病、延壽和能否成功控制、減輕和治癒自身各類慢性病尤其是如癌症、糖尿病和心腦血管病等嚴重慢性病的關鍵點和根本點，而肝氣鬱結及脾胃虛弱是其不可忽視的病機。

故中醫不稱「糖尿病」為「疾病」，而是稱其為「消渴症」。中醫認為，消渴症總的病機乃是「肝失疏瀉、脾腎虧虛、臟器失和、氣陰受損、氣血津液代謝異常、陰陽水火調節失衡」致腎氣不足，氣血鼓動無力，必然影響生理功能，致血糖大幅波動，久而久之，造成病理變化及器質性損傷。

開封市中醫院院長龐國明和他的團隊經過研究，對消渴症提出的總結指出：「陰虧是糖尿病發生的根本；氣虛是糖尿病遷延不癒的癥結；氣陰兩虛是糖尿病的樞機階段；陰陽兩虛是糖尿病發展的必然趨勢；痰濁中阻是糖尿病萌發的主要土壤；肝鬱脾虛是其不可忽視的病機；血瘀是造成糖尿病合併症的主要原因；濕熱阻滯是糖尿病發展過程中的變證」。

依病程的進展，消渴症分為上消、中消、下消三部曲，上消主要症狀是口乾多飲，主為肺熱津傷（津液分泌不足）所致；中消主要症狀是多食易飢，形體消瘦，多為胃熱熾盛所致；下消主要症狀是尿頻量多，多為腎之精氣陰陽虧損所致。三類病人會因體質的差異出現舌苔薄黃乾燥、便祕、尿液混濁、雙膝無力、畏寒等不一而足之症狀。

中西醫的治療各有專擅之處，中醫以調養為主，治病為輔，不求急功；西醫以治病為主，並無調養的觀念與方法，故在糖尿病未發展至不可逆之前，可視個人之主要目的與需求，中西醫均可選擇，或中西醫結合治療可取互補長短之效，及至胰島素絕對缺乏者，只能用胰島素治療。

中西醫治療的另一差異之處，是一般西醫治病不考量心理因素，並將心理因素交由精神科醫師負責，中醫則是全科看病人，情志與疾病是中醫診療重要的一環，情志，即人的七情六欲，對血糖波動，影響至鉅。

中醫中藥本身就是自然療法，中醫藥治療在我國有相當長的歷史。中醫治療糖尿病的方法有湯藥、針灸、推拿、穴位按摩、導引、中藥泡腳、食療等，皆可用於疾病的不同階段，特別適合肥胖的、初發的糖尿病患者，以及血糖控制不好、出現糖尿病併發症的患者。

糖尿病的慢性併發症，不論是大血管病變、小血管病變、神經病變，如糖尿病眼病（糖尿病視網膜病變）、糖尿病心腦血管病變、糖尿病神經病變、糖尿病腎病變、糖尿病周圍血管病變（糖尿病足病）等，往往緣於病史較長，患者對醫囑的遵從性差，沒有控制好血糖，可經由中醫疏通經絡、調整氣血的方式以改善血液品質及血管彈性，亦可先用西醫控制好血糖、血壓、血脂以及血液高黏狀態，在此基礎上發揮中藥活血化瘀、降低尿蛋白、強化抗氧化壓力反應，以及調節免疫的優勢，**中西醫結合治療不但可以縮短療程，減少西藥的劑量和不良反應，且能達到最佳治療效果。但急性併發症，如酮症酸中毒、非酮症性高滲症候群，患者往往處於高糖毒性、嚴重脫水以及電解質紊亂狀態，仍需西醫緊急處置**，這時候應當適當補液，以小劑量胰島素持續靜脈滴注，糾正電解質紊亂並維持血糖穩定，方能穩住病情，爭取日後調養的機會。

（三）糖尿病是生活型態疾病

現代人不健康的生活方式如高熱量、高脂肪、高糖和高鹽的飲食，久坐不動的生活方式，高壓的生活步驟等，正在將人類推向慢性病的深淵。世界衛生組織認為生活方式的改變可控制 60% 以上的慢性疾病，故自然醫學處理糖尿病時，強調不健康的的生活方式是疾病的根源，並主張由疾病的根源著手以祛除疾病。

現代人的生活型態有十二大缺失，這些缺失正是培育糖尿病的溫床。說明如下：

1. 過食及食物鏈的汙染

水足以載舟，亦足以覆舟！一切營養元素，當我們需要的時候它是營養，當超過了便是毒素，故不足可補，過用為毒。

人類目前正處於從未有過的物質極豐盛時代，也是人類有史以來攝入的食物最多的時代，肥甘厚味的脂肪、甘甜的糖分垂手可得，珍饈佳餚盡入腹中，造就了滿街的大腹翁、小腹婆，腹型肥胖意味著內臟脂肪增多，結果是導致糖尿病及各種慢性病。

飲食的豐富性、多樣性、方便性、可及性（普遍性）及廉價性讓人不知不覺間過食，食物進入體內消化、吸收、利用是需要消耗能量的，過度飲食超過身體利用之所需，就需要排除或囤積所攝入的飲食，亦需要消耗能量，飲食量越大、耗氧量也越多、細胞就越缺氧，這增加了心臟的負荷，不利於維持血壓平穩！

過食導致全身性的代謝紊亂，胰臟過度疲勞是過食的必然結果，故古人有「多食短命」的說法。細嚼慢嚥可增加飽足感、減少攝食量，對降低肥胖及胰島素負荷均有幫助。

　　過食不僅僅是攝入過多醣類（碳水化合物），蛋白質及脂肪會同時攝入，形成全身性的代謝紊亂，故血糖代謝異常、血脂代謝異常、蛋白尿相繼發生，最終使得血糖、血脂、血壓均有機會增高。若單純的以為糖尿病只與醣類有關係，則掉入了很大的迷思。

　　蛋白質是營養素當中最高級的，因為它既可以當做構成細胞的主要材料，又可以當做燃料來燃燒而產生能量，但是，一刀兩面刃，當我們機體消化、吸收不了那麼多蛋白質時，剩下來多餘的蛋白質怎麼辦呢？我們必須要把它清理出去，否則，蛋白質會酸化體質形成毒素。

　　機體在清理蛋白質的時候，需要付出相當大的工作量及消耗許多能量，因為蛋白質是大分子，分子鏈又大又長，結構又繁雜，好像拆一個鋼筋水泥的樓房一樣，機體要耗用許多的能量及消化酶，才能將蛋白質切成小碎片，然後透過腎臟的腎小球過濾作適當的回收。如此大量的工作，會造成肝、腎等臟器過勞，導致工作效率逐漸降低，進而功能下降，器質受損，當機體無法分泌出足夠的酶切斷這麼多的蛋白質時，大量的蛋白質就會轉化為毒素，在體內形成切割酶的特殊物質，切割酶有能力進入細胞核破壞 DNA 信息鏈，造成機體信息的紊亂，而一般病菌、毒素、其他酶是無法進入細胞核去破壞 DNA 信息鏈，**故代謝症候群及糖尿病是糖類、蛋白質、脂肪均過食的綜合表徵。**

體內過量的糖和蛋白質會結合為糖基化產物，糖基化產物有早期糖基化產物及晚期糖基化終產物（advanced glycosylation end products, AGEs）二類，對身體構成危害的是晚期糖基化終產物（AGEs），AGEs在體內有兩個來源，一是過量攝入的糖和蛋白質在體內合成 AGEs，二是透過進食將食物中存在的 AGEs 攝入體內。當攝食的糖類與胺基（蛋白質的分解物質）發生反應即為早期糖基化產物，當葡萄糖被清除且濃度下降時，早期糖基化產物會快速發生逆轉而減少，若葡萄糖持續維持在高濃度時，早期糖基化產物會轉化為不可逆的晚期糖基化終產物，身體無法排除晚期糖基化終產物，累積在體內是形成老化及失智的原因之一，故**阿茲海默症被稱為第 3 型糖尿病**。

過食表面上看是食物量的增加，實質上也包含了質的劣化與惡化，例如雞蛋是吃基改飼料的雞所生的、牛奶是吃有農藥及除草劑飼料的牛所分泌的，動物蛋白攝入過多，同時攝入過多的動物脂肪，更驚心的是現代化的畜牧業可能會用生長激素（growth hormones）、抗生素（antibiotics）、氟化物（fluoride）、雌激素（estradiol）、人工合成的維生素（synthetic vitamins）、疫苗（vaccines）、殺寄生蟲藥（antiparasite）、瘦肉精（lean meat essence）、被重金屬汙染的飼料或基改飼料來餵養家畜及家禽，這些激素、抗生素必然經由食物鏈擾亂人體的代謝機能。海洋及湖泊的汙染使得重金屬、塑膠微粒等汙染物質經由水產品回到人體，因此**攝取大量動物蛋白質形成身體的毒源，過量食用植物性蛋白質亦同樣造成身體的過重負荷及農藥殘留或基因改造食物的問題**。

2. 潛在的糖分過度攝取

食品工業的發達與進步，白開水被甜味碳酸飲料取代，優酪乳、果汁、餅乾、糕點、各式零食均含有潛在的糖分，青少年「吃得多」、「吃得好」、「吃得精」，讓他們提早成為糖尿病候選人。

安德列.埃費爾特（Andreas Eenfeldt）醫師在 2014 年 6 月 12 日美國《時代》雜誌（TIME）說明過度攝取碳水化合物、糖和甜味劑（包括所謂的「全麥」麵包、隱藏的糖、低脂餅乾和義大利麵）是造成廣泛肥胖和 2 型糖尿病的主因，導致血液中化學變化，鼓勵身體以脂肪的方式儲存熱量、加強飢餓感，使得減重更加困難。

甜食是取悅味蕾的最佳角色，潛在的糖分讓人不易察覺而過度攝取，過食甜食讓味蕾遲鈍，需要更多的甜食來取悅味蕾，形成「糖癮」。糖癮已然成為社會問題，它比毒品更危險與可怕，因為它總是被人忽略，它是合法且隨手可得的。

甜食是不均衡的飲食，帶給身體過多的熱量，然而維生素、礦物質、纖維素卻不足，必然造成代謝的紊亂，這種紊亂所產生的毒素會反應在皮膚產生粉刺、濕疹、痘痘和酒渣鼻（又名酒糟鼻、玫瑰痤瘡）等，或是變得過於油膩或乾燥；反應在腸道則會形成便祕、口臭；反應在免疫系統，會更容易感冒或感染流感。**高糖食物必定伴隨高脂高鹽，這些垃圾食品容易購買，成本低廉，是糖尿病年輕化的主因。**（註 2）

註 2 各種食物、飲品的含糖量可在網路查詢 http：//www.sugarstacks.com/。

3. 烹調方式失當

　　烹調方式影響食物的色香味及營養價值，甚至慢性病的罹病率。高溫油炸食品的飲食習慣增加糖尿病發病機率，因為高溫煎炸易使油品裂解變性產生有毒物質，使紊亂的新陳代謝更雪上加霜。

　　此外油炸、油煎、燒烤、烘烤、焙燒等高溫烹調食物不僅會產生眾所周知的致癌物質（如多環芳香烴類和丙烯醯胺等），還產生其他晚期糖基化終產物（AGEs）。因為身體無法排除 AGEs，長期不斷的積蓄增加，是糖尿病併發症的致病因素。已經有一些研究（如《糖尿病照護》期刊 -Diabetes Care. 2014, 37:88）更進一步表明，**常吃高溫烹飪的食物增加 AGEs 並可能增加 2 型糖尿病的胰島素阻抗，調整烹飪方法可減少 AGEs 的產生，從而降低胰島素阻抗風險。**

　　雙薪家庭崛起，外食族日增，外食消費者主要考量的是美味與廉價，高溫烹調的燒烤、烘焙、煎炸，都是美味的來源，至於營養與安全，因為沒有具體的指標，很難受到餐飲業者及消費者的關注，惟凡走過必留下痕跡，AGEs 亦不例外，年輕的外食族所領略的美味，將由中老年後的健康威脅來付出代價。

4. 久坐不動的生活方式

　　萬物之靈的人類與其他物種最大的差異，在於人類會創造工具改善生活，科技化、機械化、自動化改變了人類的飲食方式及活動方式，久坐不動成為一般白領上班族的標準生活方式。久坐意味者缺乏運動與活動，加之現代人 3C 產品盛行，久坐加低頭構成新的健康威

脅，長時間靜坐不動會導致身體關節僵硬、活性下降、新陳代謝速率降低，為慢性病留下伏筆，是糖尿病廣泛流行、發病年齡呈現年輕化趨勢的重要因素之一。

久坐被稱為是「椅子病」、「最溫柔的慢性自殺」。世界衛生組織將久坐列為十大致死致病元兇之一，因為其危害是從頭到腳！久坐不動會增加幾乎所有疾病的死亡率，全球每年有接近 200 萬人的死亡與久坐這種生活方式有關。

荷蘭馬斯垂克大學（Universiteit Maastricht）針對 2497 名男女受試者的研究發現，受試者每多坐 1 小時，罹患第 2 型糖尿病的風險就提高 22％，得到代謝症候群風險增加 39％。因此結論：「久坐行為可能在第 2 型糖尿病的預防與發展上扮演重要角色。」俄羅斯的研究發現久坐的生活方式會加速人體衰老；此外，美國癌症協會發佈了一項針對 12 萬人、長達 14 年的研究結果，一天保持坐姿 6 小時以上可能增加早逝機率，女性風險更高，並增加心臟病、糖尿病及癌症等疾病的潛在風險。

長時間久坐會讓一個人變胖、變懶，繼而導致身體上的疼痛，並且容易出現負面情緒如抑鬱。而肥胖是引發多種慢性病的危險因素。由生理面來看，久坐導致下肢血液循環不良及代謝減慢，血液循環減緩，腦供血不足，易缺氧、頭暈、情緒低下、思維活力降低，甚至是老年失智的一個重要因素。血液循環減緩，也會使心臟機能衰退，對於患有動脈硬化症的中老年人，會誘發心肌梗塞和腦血栓。

長期久坐，脂肪燃燒減少，膽固醇增加，可能堵塞心臟、血管等，增加心腦血管疾病風險。久坐不動，鈣化物堆積在動脈，引起動脈硬

化，每天多坐 1 小時，患冠狀動脈硬化風險提高 12%。久坐不動，腿部肌肉收縮減少，易患肌少症，且下肢血流速度減慢，增加血栓發生率，每天固定一個坐姿 3 小時以上的人，患下肢深靜脈血栓的風險增加 2 倍，連續坐 12 小時以上，肺栓塞風險增加，特別是血脂高、血液黏稠度高的中老年人。

久坐容易引起腸胃蠕動減慢，消化腺分泌消化液減少，出現食慾不振等症狀，加重腹脹、便祕、消化不良等消化系統症狀，胃部蠕動減弱減慢，有害成分易在結腸內滯留，刺激腸黏膜，加上腹腔、骨盆腔、腰骶部血液循環不暢，腸道免疫屏障功能下降，增加結腸癌及痔瘡危險。

5. 空氣汙染

都市化帶來人口的聚集、工業化及機動車輛帶來人造廢棄物的增加，加劇生態環境的惡化，並對人的健康進行反撲！空氣汙染不僅危害人體呼吸系統、增加罹患中風和心臟病的風險，並毒害嬰兒腦部，更是糖尿病生成的重大元兇！有研究明確指出，**暴露於空氣汙染的環境會對葡萄糖耐量、胰島素的敏感性和分泌以及血脂濃度產生不利影響，導致 2 型糖尿病的發病率及死亡率增加。**

2016 年美國南加州大學對 1023 名參與者進行的研究發現，短期（58 天）暴露於 PM 2.5 會導致胰島素敏感性和高密度脂蛋白與低密度脂蛋白的比值（HDL/LDL）下降，空腹血糖、胰島素濃度、總膽固醇和低密度脂蛋白膽固醇（LDL-C）含量增加，短期暴露 PM 2.5 對胰島素敏感性的影響，在肥胖人群中更明顯。2018 年美國聖路易華盛

頓大學的研究也證實 PM 2.5 是糖尿病的隱形禍首，其實不僅是 PM 2.5，早在 2014 年瑞士就發現，PM 10 每增加 $10\mu g/m^3$，糖尿病的患病率增加 40%，而 NO_2（二氧化氮是機動車輛廢氣、火力發電廠和其他工業燃料燃燒後的大氣汙染物）每增加 $10\mu g/m^3$，糖尿病的患病率增加 19%。2017 年臺大公衛學院的動物實驗發現，在 13 微克的懸浮微粒環境 3 個月後，大鼠主動脈管壁厚度增加、全身性發炎和胰島素阻抗增加。復旦大學的動物實驗發現，空氣汙染所致之葡萄糖和胰島素耐受能力受損機制是小鼠腸道菌群豐富度被改變。

空氣汙染是空氣中有害物質增加，但人口密集的都市、人類遠離大自然，空氣中有益物質如負氧離子含量劇減，人體攝取的負氧離子不足，也是導致高血糖的原因之一。

懸浮微粒（Particulate Matter, PM）其粒徑 $<100\mu m$ 稱為總懸浮微粒，粒徑 $<10\mu m$ 稱為懸浮微粒，粒徑 $<2.5\mu m$ 稱為細懸浮微粒，PM 2.5 指的是直徑小於或等於 2.5 微米（μm）的細小懸浮微粒，因為 PM 2.5 直徑不到人類髮絲的 1/30，可以輕易進入人體，穿入肺泡進入微血管循環之後遊走於各個器官間，引起慢性發炎，而其中進入胰臟的 PM 2.5，會增加人體對胰島素的阻抗，讓身體無法將血糖轉化為維持健康所需的能量，進而導致糖尿病的發生。

避免空氣汙染的危害，要多接近大自然，森林、海濱、瀑布的負氧離子遠多於城市，或利用植栽及空氣清淨機去除室內環境中的汙染物，改善室內空氣品質；室外空氣品質不佳時，避免外出，不得不外出時須戴口罩。

6. 熬夜及睡眠不足

夜晚是身體工作一天之後的修復時間，熬夜及睡眠不足或睡眠節奏混亂的人，剝奪機體的修復機會，由松果體於夜晚分泌的褪黑激素（melatonin）、腦下垂體分泌的生長激素等均因熬夜及睡眠不足受到抑制（90% 生長激素是在夜間分泌），長時間的內分泌抑制必定影響代謝，進而影響血糖。**熬夜及睡眠不足亦影響睡眠品質，睡眠品質差亦會嚴重影響人體的內分泌和副交感神經系統，導致血糖異常。**故糖尿病患者會反映晚上睡眠品質差，白天身體疲乏，無精打采。

中醫認為糖尿病與肝腎陰虛有關，而滋養肝陰必須在睡眠中進行，尤其是晚上 11 時至凌晨 3 時這段時間，是肝經和膽經循行的時候，人體需要進入深度睡眠，才能有利於肝的休息和修復。如果熬夜及睡眠不足，對肝的損害是很大的，會加重糖尿病的病情。

睡眠對成長中的小孩更為重要，美國的一項研究發現，睡眠少的兒童罹患 2 型糖尿病的風險會升高，能多睡 1 個小時，胰島素阻抗可下降 2.9%，空腹血糖可下降 0.24%。

7. 飲食的缺陷（飲食不均衡）

均衡的飲食方能提供身體完整的營養元素，完整的營養元素是體內生化反應完整、順暢運作的基本條件。惟現代人重口腹之慾卻不重視營養均衡，致慢性病叢生。

1 缺鎂少纖

一方水土養一方人，地域性的土壤所生長的農作物所含的礦物質與維生素必然不同，加上飲食西化的影響，蛋白質攝取過多、青菜攝食過少，極易出現飲食不均衡的現象，此種飲食不均衡特別突顯在礦物質及纖維素攝取不足。

中研院潘文涵教授研究新竹竹東及嘉義朴子社區成年人，發現飲食缺乏纖維、鎂，糖尿病罹病機率會增加約 2 倍。綠色蔬菜含有鎂及纖維素，卻極易被輕忽而攝取不足。

2 能量過剩、缺鈣、缺維生素 D

據 2017 年黑龍江省營養學會第二屆學術會議發表的報告，黑龍江省糖尿病發病率高於中國大陸全國平均水準，該省營養學會自 2008 年至 2015 年追蹤哈爾濱市一萬餘名市民，發現能量攝取過剩同時缺鈣及缺維生素 D 是罹患糖尿病的主因。

黑龍江位於中國東北地區，緯度高，冬季漫長、嚴寒，為了禦寒，居民食量大，喜煎炸、油膩、過鹹的烹調方式，高熱量飲食習慣與低氣溫有關，導致攝入總能量超標；另一方面，由於嚴寒，日光照射時間短，尤其冬季，居民沒有機會透過陽光照射皮膚合成維生素 D，因為維生素 D 的缺乏，影響鈣質的吸收。

由上述的研究發現，患糖尿病的主因有地域性的差異，此種地域性的差異與當地的農作物及氣候型態與飲食習慣有關。

3 基因改造食品的不確定性

地球人口激增，2017 年已達 75.3 億，根據聯合國 2019 年的報告，全球有 8.2 億人處於飢餓狀態，約占地球總人口數的 9 分之 1，基因改造食品似乎是解決人類飢餓問題的一個方案，但基因改造食品的不確定性，例如對健康的劑量效應、世代效應均不是人類在短時間內可以釐清的。是否會解決了飢餓問題卻製造了另外的問題？目前，人類還沒有足夠的科技知識及能力預見、防治和彌補那些問題所產生的威脅或危害，讓消費者不安的是，基因改造食品從不會透明的讓消費者知道！

基因改造食品分為「第一代轉基因」及「新一代轉基因」，「第一代」是插入外源性基因來改善農作物的品質，「新一代」則是採用基因沉默技術，讓部分內源基因沉默不顯示功能。許多動物實驗發現，食用基因改造食品有嚴重損害健康的風險，包括胰島素的調節缺陷、不育、免疫問題、加速老化、和主要臟腑及胃腸系統的改變。美國衛生部及美國科學院環境醫學研究所均指出：基因改造食品和健康的不利影響之間存在著因果的關係，並強烈建議醫生不要讓病人食用基因改造食品，並教育所在社區民眾儘量避免食用基因改造食品。

生命是自然演化的，不管是「第一代轉基因技術」還是「新一代轉基因技術」，都是干擾生命的微觀結構和功能，都違反了真正的生命科學。生命體內所有的基因都處在永遠的互動過程中，強化或者弱化它們，所造成的演化後果都是不可預知的。

❹ 加工食品

食物加工處理是老祖先的智慧，他們用日曬、風乾、醃漬、發酵的自然方法，經過時間的魔法，使食物的保存與風味兼顧，但現代科技處理的食物卻造成許多食安問題，差異在於老祖先加工處理的食物還是食物；現代科技處理的部分食物變成食品。

民以食為天，食以安為先，食品安全是最基本的民生問題，雖然政府對加工食品所使用的「食品添加物」、「食品添加劑」有所規範，但徒法不足以自行，食安問題仍層出不窮。

無論是天然的糖、鹽、酒、醋等添加物和人工合成的化學添加物，均造成新陳代謝的負擔，即使是合法的食品添加物，劑量超標仍是有害健康的，且長期或大量食用有食品添加物的食品，添加的各類化學合成物在人體內的累積劑量與交互作用仍未充分被研究或被披露。

和食品添加物相比，非法添加物是更加可怕和難防的問題。包括農產品種植時施放過量農藥或用藥後提早採收，造成過量農藥殘留或耕地土壤被重金屬汙染；畜產、水產養殖過程中非法施打藥物或生鮮食品在運送、販賣過程被大腸桿菌汙染；未經標示的被輻射線照射處理的食物等。除了人為添加的有毒有害物質外，還有有害微生物的汙染、環境汙染而造成的有害物質在食物鏈的蓄積以及加工工藝中造成的有害物質，對代謝作用的損傷不言而喻。

反式脂肪及食品添加劑普遍應用於食品加工，以保持食物的新鮮、色澤、彈性、口感，通常都含有過多脂肪、色素、增稠劑和防腐

劑等，這些物質都會對肝臟造成氧化損傷，間接傷害胰腺功能及增加腎臟排毒負擔，在此情況下，人會生病是正常的，不生病的可能是木乃伊。此外加工食品幾乎都含有磷製劑，攝取加工食品會攝入過多的磷製劑，人體內會維持一定的鈣磷比，磷製劑增加時，骨骼中的鈣會析出，以維持一定的鈣磷比，故導致骨質流失、骨質疏鬆。為了避免慢性中毒、慢性病纏身，自保之道是盡可能吃自己煮的食物，慎選外賣的加工食品。

8. 體重過重或肥胖

　　肥胖是由多重因素引起的慢性代謝性疾病，早在 1948 年世界衛生組織已將它列入疾病分類名單。超重和肥胖是世界性的流行病，全球經濟發達城市的肥胖症患病率近年來呈上升趨勢。

　　體重超重、肥胖和腹部脂肪蓄積是 2 型糖尿病發病及某些癌症和其他慢性疾病的重要危險因素，肥胖症患者的胰島素受體數減少和受體缺陷，發生胰島素阻抗和空腹胰島素水準較高，影響到葡萄糖的轉運、利用和蛋白質合成。超重和肥胖症還會引發一系列健康問題，如高血壓、血脂異常、中風、心血管病、睡眠呼吸中止症候群；此外內分泌及代謝紊亂會導致性激素異常、膽囊疾病及脂肪肝、骨關節病和痛風等及社會和心理的負面影響。體重超重與肥胖的分類標準以身體質量指數（Body Mass Index, BMI）來分類。

　　BMI= 個體的體重（公斤）÷ 身高（公尺）的平方（kg/m^2）。

超重或肥胖的定義

　　美國糖尿病協會（ADA）制定的 2018 版糖尿病診療標準，超重或肥胖定義是 BMI ≧ 25kg/m² 或亞裔美國人 ≧ 23kg/m²。國民健康署定義我國成人 BMI < 18.5 是體重過輕、18.5 ≦ BMI<24 是健康體位、24 ≦ BMI < 27 是體重過重、27 ≦ BMI < 30 是輕度肥胖、30 ≦ BMI < 35 是中度肥胖、BMI ≧ 35 重度肥胖。

9. 升糖因素過度亢奮

　　身體僅有胰島素降血糖，但有多個內分泌腺體提升血糖。控制升血糖的因素要比等血糖升高了再想辦法降，更棋高一著。我們生活中學習、工作、旅遊、娛樂，只要有心跳、呼吸，就需消耗能量，能量的直接來源就是血糖，血糖的分子式就是葡萄糖（$C_6H_{12}O_6$），身體因應能量的消耗，就會提升血糖，例如，甲狀腺分泌甲狀腺素、腎上腺分泌腎上腺素、生長激素等，這些腺體是自主神經系統的交感神經所控制。不正常的生活方式，如過食、熬夜、菸酒、壓力大、長時間使用電腦、手機等，讓我們的腎上腺不停的分泌，過飽、過辣都讓甲狀腺素分泌增加，久而久之血糖就持續的增高了。保證睡眠品質與睡眠時間，只吃七分飽，少辛辣刺激，適當的休息與放鬆可使副交感神經節制交感神經而降低血糖。

10. 不當的藥物、酒精或保健品、減肥產品損傷肝腎

凡是經口腔攝入的，不論是食物、食品、保健品、藥品等均需要消化、吸收、利用、解毒、排除等步驟，除了消化系統外，尚須肝、腎等器官的參與，並且消耗許多體能。臺灣曾是肝炎大國，現在則是洗腎大國，臺灣洗腎病患占總人口比率（盛行率）與每年新增加洗腎病患比率（發生率）竟居世界雙料冠軍！何以致之？電視媒體鋪天蓋地的藥品與保健品廣告，透露了天機！一位外國朋友到臺灣旅遊，看到滿街的診所與西藥房及不間斷的賣藥、賣保健品的電視廣告，他竟問我：「你們臺灣人的健康這麼差啊？」

無論中西藥，是藥三分毒，都加重肝、腎的負擔，因為政府對保健品的管理與要求不如藥品那麼嚴格，想走捷徑的廠商都以保健品掛帥，由電視廣告之眾可推想其利潤之豐，消費者打開電視就可自己對號入座來購買，彷彿健康的追求不是靠教育而是靠廣告！

例如疼痛是身體的一個警報器，其作用在提醒人們生理運作出現問題需要糾正，但廣告卻教人們用止痛藥關掉了這一個警告系統，因此疾病會越來越重卻不自知。不論是止痛藥和抗生素都破壞腸道菌的平衡，導致腸道壞菌增加好菌減少，現代對腸道菌的研究已經知道腸道菌的失衡會影響內分泌系統以及免疫系統和情緒，現代人物質生活豐厚但憂鬱症卻越來越多，跟藥品、保健品的氾濫有關係嗎？我想不會有人傻到做這種研究，因為擋人財路者下場都會很慘！

每一種藥物都有副作用，使用藥物是兩害權其輕，不得不的無奈之舉，但浮濫的、隨意的、長期的用藥，則是跟自己過不去。此外神效的減肥劑、食品補充劑，愈神效的愈要起疑。對待慢性疾病不從改善生活型態入手，僅想由藥品與保健品的介入，是處理了一個問題又製造了另一個問題。

　　例如，高血脂是現代人常見的問題，醫師常會開他汀類降脂藥給病人服用，但較少醫生會教導病人如何在飲食上降低膽固醇，更不會告訴病人他汀類藥物的副作用與毒害。紐奧良的杜蘭大學教授發現，他汀類藥物對降低膽固醇確實有效，但他汀類降脂藥會加速細胞老化，並促使肌肉疲勞、記憶力減退等，是細胞的毒藥。幹細胞生物學家伊扎德帕納（Reza Izadpanah）教授發現他汀類藥物還干預幹細胞履行其主要職能，幹細胞在體內繁殖和複製其他細胞並進行修復。這些藥物，也干預幹細胞生產新骨和軟骨。美國著名保健專家，約瑟夫.默寇拉（Joseph Mercola）醫學博士認為他汀類藥物可抑制在肝臟中負責合成膽固醇的輔酶 Q10，膽固醇有助於生成細胞膜和激素（包括性激素睪酮、孕酮和雌激素）以及幫助消化脂肪的膽汁酸。它對大腦也十分重要，腦部的膽固醇占體內膽固醇總量的 25%，對於神經細胞的突觸的形成很關鍵，人能思考學習新事物、形成記憶都離不開突觸。

　　大部分膽固醇是由肝臟合成，受胰島素水準的影響。如能優化胰島素水準，膽固醇水準也就自然改善了。所以，安全調節膽固醇的主要措施還是改善肝臟功能，改善肝臟功能的主要方法是改變飲食習慣和生活方式。

肝臟是人體內的「化工廠」，它每天可以處理 1500 多種生化反應。我們攝入的蛋白質、脂肪、醣類、維生素和礦物質等各種人體所需的營養物質在胃腸道經過初步消化吸收後靠肝臟對這些物質進行代謝，同時將其轉變成人體所需的養分，若肝臟受損勢必影響代謝功能，一但糖類代謝受損傷即造成糖尿病。

　　肝臟的代謝功能極其複雜，肝臟會將血液內的葡萄醣，轉換成肝醣（肝醣元）儲藏於肝臟，有降低血糖之效，當飢餓血糖下降時，肝醣可分解為血糖供身體之需。因此，在正常情況下，肝醣的合成和分解經常保持著動態的平衡。肝細胞受損，不論是肝炎或脂肪肝，均影響肝臟調節血糖的功能，致血糖波動太大，造成高糖毒血症或低血糖症，故有人認為糖尿病的病因在於肝！

　　分泌膽汁是肝臟的外分泌功能，正常成人每天由肝臟細胞分泌 800 至 1000 毫升的膽汁。膽汁中含膽鹽，膽鹽可加強胰脂肪酶的活性，膽汁由肝內和肝外膽管排泄並儲存在膽囊裡，膽汁進入膽囊裡儲存的活動主要在夜間進行，透過膽囊管和膽總管排泄到小腸，以促進脂肪在小腸內的消化與吸收。若肝細胞受損勢必影響脂肪的代謝功能，脂肪的代謝功能受損，間接影響糖類的代謝功能，構成糖尿病的威脅。若肝內或肝外膽管病變堵塞，膽汁不能排泄，就會積蓄在血液裡，出現皮膚臘黃、臉部生斑的現象，故有「肝乾淨，臉才乾淨」的說法。

　　肝臟除了調節血糖、分泌膽汁外，另一個眾所周知的功能就是分解毒素，肝功能一旦受損，解毒功能下降，毒血在身體內流動，會傷

害所有器官；肝臟富含吞噬細胞，會處理血液裡外來的抗原物質，肝臟受損亦使免疫功能受損；肝臟製造凝血因素，在人體凝血和抗凝兩個系統的動態平衡中有舉足輕重的調節作用；肝臟有調節循環血量的功能，良好的血液循環，帶來足夠的營養、氧氣、荷爾蒙、抗體和免疫細胞等，同時運走代謝廢物和各種毒素，幫助各個器官得以發揮其正常的功能。

　　肝臟功能既多元且複雜，可以說是人體最繁忙的器官。雖然說肝臟是人體唯一能自我再生的器官，但一旦它遭受損害，會讓健康快速走下坡。眾所周知，攝取過多的酒精會損害肝臟，而不運動和食用加工食品這兩個組合通常會導致肥胖的產生，肥胖對肝臟具有非常大的負面影響，例如脂肪肝（太多的脂肪累積在肝臟中導致炎症和損傷）會使醣類、脂肪、蛋白質的代謝受阻，進而引起肝炎、肝硬化、肝衰竭或肝細胞癌化。

11. 腸道不健康

　　腸道是吸收營養、排泄廢物與毒素的地方，若營養不能吸收，勢必影響身體能量的供給，使代謝作用不能順利進展，若廢物與毒素不能排出，累積在體內，經肝腸循環回到肝臟，增加肝臟解毒的工作負擔，並進而毒害肝臟，阻塞肝管、膽管，肝膽的損傷會波及胰臟的功能，使蛋白質、脂肪、醣類的代謝紊亂，糖尿病就在不知不覺中進展，甚至產生併發症，這是一個經歷多年的量變導致質變的歷程，一般都被人所忽略，所以也有人主張糖尿病的根源在腸道，腸道滲漏毒素經

肝腸循環到脾胰，無庸置疑的，肝與腸的損傷是糖尿病的根源，胰臟是被波及的無辜受害者。

近年科學家對腸道及腸道菌的研究發現，**腸道不僅是消化器官，更是控制及影響情緒的器官，而情緒的波動引起升糖因素的亢奮，自然產生血糖的波動，因此腸道又稱為「人體第二大腦」**。這種作用是靠腸道內不同的腸道菌叢刺激神經，使身體分泌出不同的酵素和荷爾蒙，傳達給大腦，幫助維持身體的平衡運作，腸道最常見的異常現象是腹瀉、便祕，或腹瀉與便祕交替出現。

🔢 腸躁症

腹瀉與便祕交替進行，稱為腸躁症或大腸激躁症，是因腸道自律神經失調造成的。自律神經是人體對體內環境或外環境作調適的一個全自動控制系統，大腸經由自律神經和大腦相連，負責控制大腸的血液循環及收縮的協調性。當調控大腸的自律神經系統失調時，會引起大腸肌肉收縮和感覺的異常，導致大腸的症狀。此外身體的血清素95% 在腸胃道，和腸胃道的功能有關，5% 在大腦，腸躁症患者的腸道細胞血清素接受器減少，無法運送血清素回到腸細胞中，造成過多的血清素存留在腸道中，導致腸子蠕動和感覺的異常。自律神經失調沒有藥物直接治療，醫師多是根據症狀給藥，根本之道是生活型態的改善及壓力調適。

② 腸漏症（leaky gut syndrome）

在 1950 年代，就有學者提出腸漏症，但未受到醫界的重視，直到 21 世紀初義大利籍艾利胥法沙諾（Alessio Fasano）醫師與其團隊發現了腸漏的機制是「連蛋白」（Zonulin）引起腸道通透性增加所造成，此後相關的研究如雨後春筍般出現。

腸道的黏膜細胞會分泌腸道黏液並彼此緊密連結在一起，我們吃進去的食物、水分、微生物、毒物、藥物，都會跟這層薄薄的黏膜細胞直接接觸。因此，黏膜細胞一方面必須能夠吸收人體需要的營養素、水分、電解質；另一方面又得確保將毒物、有害微生物、過敏原、無法消化的大分子食物阻擋在外，以免進入人體血流，引發不當的免疫和發炎反應。腸道黏膜細胞這層屏障，就像是我們身體裡的防火牆，若腸道黏膜的緊密鏈接性被破壞，造成細胞間的縫隙變大，腸道通透性因而增加，這就是所謂的「腸漏」（leaky gut），腸道通透性增加及通透性增加所造成的影響如圖 12。

一旦發生腸漏症，一些原本不該進入血液循環的物質，例如尚未完全消化的食物分子以及細菌和病毒等，就可以穿過腸壁進入血液循環而分佈到全身。我們的免疫系統在正常情況下隨時處於警戒狀態，當發現不該出現在血液裡的物質，就會發動攻擊，以清除那些對我們健康不利的外來物質。這些攻擊若持續不斷地進行，會進一步損傷腸壁，讓原本受傷的腸壁更形脆弱，形成惡性循環。這也是為什麼腸漏最終會導致嚴重的全身炎症，進而演變成各種新陳代謝疾病的原因。

在正常的腸道菌群中約有 50% 至 70% 為革蘭氏陰性菌，革蘭氏陰性菌細胞壁的主要成分是由脂類和糖類組成的內毒素（LPS），腸道在健康情況下，腸上皮細胞是緊密連接的，能將內毒素阻斷在血液循環以外，當腸道通透性增加，內毒素進入血液循環，將引起身體免疫失調，出現各種慢性症狀，從皮膚過敏、鼻子過敏、頭暈頭痛、肌肉痠痛，到類風濕性關節炎、哮喘、濕疹、乳糜瀉、糖尿病、老年失智症、帕金森氏症等，都可能是腸漏的結果。更嚴重的是，腸漏引起的炎症最終也會導致腦漏（leaky brain），也就是血腦屏障（blood-brain barrier, BBB）被破壞，使得一些蛋白質、病毒、細菌等有害物質進入大腦，進而威脅大腦健康並影響意識清晰認知能力。

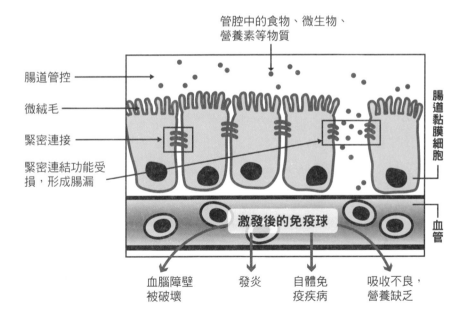

圖 12　腸漏造成的影響

腸漏症發生的原因與不健康的生活方式有關，包括：

1. 在嬰幼兒時期，人體的腸道還沒有發育完全，如果提前添加了副食品的話，會導致腸道問題。
2. 長期飲酒、抽菸、咖啡因等的刺激，會造成腸道黏膜的損傷。
3. 長期服用藥物，如固醇類藥物、抗生素，使腸道菌失衡，損傷腸道黏膜。
4. 寄生蟲、病毒等引發腸道感染。
5. 長期營養不良也會導致腸道問題。
6. 經常性的熬夜，工作及生活壓力過大等，都會導致腸道問題。

12. 藥物因素或某些慢性病引起血糖升高

身體是設計精良的自動控制系統，會對外環境或內環境的變化作適當反應，以維繫生理系統的穩定性與恆定性。因此服用某些藥物會引起血糖波動，如利尿劑、抗癌藥、降壓藥、女性避孕藥、三環類抗抑鬱藥、糖皮質激素、甲狀腺素和某些止咳糖漿，都會引起血糖升高，停藥後一段時間血糖會下降。

肝炎、肝硬化、肝臟廣泛性損害，使肝臟合成肝醣功能出現障礙，肝醣儲備能力下降，易發生大幅度血糖波動；胰腺切除、胰癌、胰腺急性炎症反應等，可以直接使胰島細胞受損，胰高血糖素過度釋放，導致一過性血糖升高，即身體因應病理變化的壓力而呈現應激性高血糖，俟病理壓力解除後，血糖會回歸正常。

某些內分泌疾病，如甲狀腺亢進症能加速腸壁的血流，使食物中糖吸收增加，故餐後血糖明顯增高並出現尿糖，糖耐量試驗也可能異常；肢端肥大症，由於生長激素分泌過盛也可以引起糖代謝紊亂。

　　綜上所述，並不是所有的血糖升高都是糖尿病，糖尿病是需要一系列檢測結果及鑑別診斷，才能得到判定，所以高血糖不等於糖尿病。

貳

認識
自然醫學

一 自然醫學緣起與發展

　　西元前 5000 多年，人類即知利用草本植物、食物、水、陽光等自然力量，來處理身體不適的問題。直至外科手術及合成藥物發明前，自然醫學一直被使用著。西元前 3000 多年，中國伏羲氏嚐百藥，神農氏嚐百草；西元前 1500 至 800 年，印度以祈禱及魔法治病；埃及人以類似今日之同類療法治療疾病；以上均為早期自然醫學發展之一部分。西元前 400 年，醫學鼻祖希波克拉底（Hippocrates）提出自然醫療三大法則：

1. 首重無傷。（First do no harm.）
2. 以自然療癒所有疾病。（Healing of all diseases was up to nature.）
3. 只有自然才能治癒。（Only nature can cure.）。

　　自從西方工業革命之後，隨著科技的快速發展，人類為了追求方便與現代化的生活方式，付出了無比沉重的代價，許多人造的有毒化學合成物質，如除草劑、殺蟲劑、農藥與各種環境荷爾蒙等，正大量直接、間接的經由食物進入人體，或透過食物鏈在肉食者體內累積，此外人類為了滿足口慾，使出一切手段對農畜物種做各種基因的改變，至今已接近造成人類絕滅的臨界點。

　　20 世紀後期以來，隨著社會形態的變遷及生活方式的改變，危害人類生命的疾病，已由各種傳染性的疾病變為各種衰退性的慢性疾

病，如高血壓、糖尿病、憂鬱症、癌症等。儘管正統主流醫學治療的方法、檢驗技術、儀器設備都很進步，但是患者卻對這些治療方法感到不夠有效或會導致副作用，而產生疑慮，紛紛轉向沒有傷害或非侵入性的輔助醫學及自然療法以尋求幫助。近 10 年來不論在已開發國家或開發中國家，生病時尋求自然療法的人數及花費金額均呈現大幅度的增長，且有些國家甚至已超過了使用主流醫學的人口數及金額。聯合國世界衛生組織有鑑於輔助醫學與自然療法在全球各地發展之重要性，特在西元 2002 年時，提出了一份傳統醫學的戰略報告，呼籲全球各會員國應該將各該國之傳統醫療納入主流醫學體系之內，並正視輔助醫學與自然療法的重要，給予應有的支持與承認，使其能得到妥善的發展，能更直接有效的造福人類。

在人類演化的過程中，經歷了人與天爭、人與獸爭、人與人爭的過程，在有人類的時間、空間中，任何種族都會發展出處理疾病及健康威脅的方法，這些方法多是就地取材，向大自然借資源來治病，故都是自然醫學，如中醫、藏醫、印度醫學、阿拉伯醫學等。惟 17 世紀的歐洲醫學，在當時隨著新思潮、新技術、新工具的發展與發明之後，朝向量化的實徵及實證科學（Empirical & Evidence Science）發展，取得高度成就，並經由政治規範、經濟制度、教育制度的運作形成巨大的醫療產業（Medical industry），現代西方醫學占據了醫學的統治地位而成為現代主流醫學，其他的醫學學派則被主流醫學視為輔助與另類治療（Complementary & Alternative Medicine, CAM）。

主流醫學獨領風騷近百年之久，對人類健康有卓越的貢獻，惟疾病型態由傳染病轉變為慢性病、癌症為主，現代主流醫學的化學

療法、放射療法、手術療法雖有成效，但副作用亦強，造成醫源病（iatrogenic）、藥源病（Drug-induced diseases）甚為嚴重。醫院是細菌、病毒最多的地方，極易有交叉感染的危險，例如經輸血得到肝炎或愛滋病、因住院被隔壁床病人傳染到疾病，雖然醫院竭盡於院內感染的控制，但醫院人員進出繁忙複雜，無法完全禁絕院內感染的發生。藥物可以治病，但凡藥物必有副作用，且同一種藥物、相同劑量，對不同的人會有不同的反應，部分病人會因用藥而病情加重或併發其他疾病，故政府有「藥害救濟」的機制。此外主流醫學之醫療資源消耗對各國的 GDP 構成嚴重威脅，病患的生命品質、生活品質改善不盡理想，故與現代主流醫學同源但發展殊途的自然醫學逐漸受到消費者的青睞而蓬勃發展，導致自然醫學與現代西醫同源殊途卻不同歸。然而時代的巨輪飛轉，在適者生存、去蕪存菁的運作機制下，也許在不久的未來可見到同源殊途的主流醫學與自然醫學融合同歸，則是人類之福！

　　自然醫學是指有系統地應用自然方法診斷疾病、利用大自然資源治療疾病的醫學，簡而言之，自然醫學是按照自然法則而運作的醫學，其有六項特質：

1. 遵從人體與自然不能分解分離之原則，按照自然法則治病，選擇無傷害性的醫療方式（First, do not harm）。
2. 人體的內外是互為一體的，即身心一體，其相互影響不能分治，是一種身心靈的全人醫療（Treat the Whole Person）。
3. 了解疾病的信號，在疾病早期，即診斷出來並治療，即中醫治未病的理念。

4. 找出真正病因後，做治本的治療（Identify and Treat the Cause）。

5. 強調人體的自癒力（Healing Power of Nature），治病以恢復人的自癒力為主，與中醫固本培元、袪邪扶正的理念一致。

6. 醫病雙方之互動與溝通是平行的，醫生有教育、教導病人的任務，而病人要能接受並實行，才是治病、康復和保持健康之本。

自然醫學傳統源遠而流長，在歐洲，特別是德國相當盛行。德國有句很有意義的話：「誰治癒疾病，誰有理（Wer heilt, hat Recht.）」。「治癒有理」，只要能夠把病人的疾病治好，便能接納該種治療法。因而在歐洲，只要能夠對治疾病，皆可成為盛行之自然療法。（註3）

現代西醫採取分科治療，自然醫學則重視整體主義，兩者各有特色，彼此又相輔相成。目前雖然同源殊途，但二者對人類健康的努力是一致的。

註3　參考文獻：虞和芳、林家慶，2014 年 5 月，論歐洲自然醫學溯源，實證自然醫學，第一卷第一期，p37-47。

二 自然醫學在全球的發展概況

（本章節部分內容由周德愷博士提供）

　　工業革命興起後，機械論、物質論成為顯學與主流，著重信息理論與能量論的自然醫學（natural medicine）和傳統醫學（traditional medicine）逐漸被邊緣化，現代西方醫學占據了醫學的統治地位而成為主流。

　　在目前各國仍以美式學院派醫療體系當道之影響下，自然醫學大多均尚未被有系統的加以開發及推廣，其中許多歷史悠久的傳統療法如針灸、同類療法、藥油療法、印度式草藥醫學等，均已在歐美、日本等進步國家有蓬勃的發展，並有相關醫療及研究機構之設立。其中使用具有悠久歷史的西方自然療法之一的順勢療法（同類療法）（Homoeopathy）和人智醫學（Anthroposophical Medicine）為主的醫院，更受到全世界超過 30 多個國家政府的重視。英國的倫敦與格拉斯哥和德國慕尼黑的同類療法醫院更在政府之全力支持下，建立了融合東、西方療法的自然醫學中心。他們的經營理念、人性化的建築設計和對病人身心靈並重之整體性醫療照顧，令人印象深刻。此外德國、瑞士、奧地利、日本等國之所謂「旅館醫院」（Hospital Hotel）型式的養生保健中心的經營模式，也正受到全球企業家的青睞，投入鉅資在各個自然景觀優美之處，將許多自然療法與休閒設施結合，除了達到寓教於樂的健康目的外，並兼具觀光事業的發展。中國大陸則早在幾十年前即已有此種療養機構之設立，幾乎全國各風景名勝之地，均

有中央或地方為各級幹部設立的療養中心，如上述這些療養中心能將現行的許多自然療法融入，並開放給對預防保健養生有心之一般社會人士使用，更促使大眾對自然醫學有進一步的認識，進而改變大家對現今醫療體制過於依賴的態度。

此外，美國國會於 1994 年通過「國家衛生研究另類醫學研究中心」法案，正式成立了一個專責機構負責推動美國國內之自然與另類醫學的研究推廣計畫。美國國家衛生研究院（NIH）近幾年來更對於全國各大醫院及醫藥研究機構，對自然醫學與輔助療法提供大量研究補助經費，而美國目前之 125 所醫學院中，已有半數以上將自然醫學及輔助療法列入正式的教學課程內，且其中 1/3 的學校也已把它們列入為必修課程。英國在 1995 至 1997 年間，開設此類課程的醫學院校比例也由 10% 上升到了 40%。1999 年歐盟更在當年的「歐洲特色的非常規醫學」會後，展開一項為期 5 年的大規模自然及另類醫學研究，要求成員國促進醫學機構對輔助和替代醫學的正式承認，鼓勵在醫院中應用輔助和替代療法服務病患，並鼓勵正統醫學之醫生們到大學進修學習輔助和替代醫學。

主流醫學經過數十年的發展雖然成績斐然，然而不可否認的在各地也遇到許多瓶頸與困難，技術上，主流醫學雖藉著引進各式精進的儀器設備之助，但仍無法解決許多傳統的人類疾病，特別是各種有關慢性及退化性的疾病；在知識上亦無法突破美式之思維模式，而落入以美國為首之醫療大國的醫藥消費市場。有鑑於當今亦為高科技的歐洲諸國，其自然醫學如同主流醫學有如此蓬勃的發展，正顯示其政府

和人民對於醫學和健康的思維已漸漸進入到真正「人本」的境界，值得我們學習。惟自然療法亟待整合，並應擷取和融合東西方自然醫學之菁華，發展出一世界級且具 21 世紀特色的自然醫學中心。並據此與現今的主流醫學充分交流與合作，才是改善現有醫療文化的根本之道。

醫不分中西，唯效是尚，學無論古今，適行乃成，根據世界衛生組織之一項統計，我們人類的疾病，其中 21% 靠藥物治療，63% 靠調動個人自身之潛能而得到自癒，其餘 16% 則可能是借助任何方法都無法治癒的，由於主流醫學在慢性病處理所呈現之諸多瓶頸，自然醫學的興起是正逢其時，它不只可以幫助我們提升個人的自癒能力，還包含了一套自然養生的哲學思維，以及優化環境的崇高理想，極端符合目前衛生環保潮流之趨勢。

三 自然醫學原理與生命觀

（本章節部分內容由張奇博士提供）

中醫的「治未病」是養生醫學、「治將病」是預防醫學、「治已病」是治療醫學，自然醫學基本定位於養生醫學、預防醫學，並輔以治療醫學。自然醫學是人人醫學，就是人人都可以了解自己的身體，作自己身體的主人，自己能維繫自己健康的醫學。《自然醫學原理概論》一書的作者張奇博士對自然醫學原理、自然醫學生命觀、自然醫學健康觀有精闢的見解，經精鍊綜整如後：

中國有長久的中醫文化的基礎，基因裡，大都會有一種吃什麼補什麼的概念，一年四季，冬吃蘿蔔夏吃薑，大家都會懂一點感冒了熬點薑糖水，這都是自然療法，自然醫學是很經濟的、很省錢的、很樸素的。

西醫治病是想辦法解決「疾病的果」，例如血糖高了就用藥壓下來，**自然醫學是解決「疾病的因」**的醫學，疾病就其得病原因可分為「外源性疾病」、「內源性疾病」二類。「外源性疾病」，是指得疾病的原因是從外部環境的因素導致的，如傳染病，病毒、微生物，寄生蟲，還有風、寒、暑、濕、燥等。「內源性疾病」是產生疾病的原因是由於我們身體內在系統出了問題。**身體內在系統出了問題，都是自己不正確的健康觀和不良的生活習慣所導致的**，那麼，僅靠醫療手段來解決這些問題是不可能的，充其量只能在某種程度上控制和緩解這些疾病的發展速度，這就是我們目前的慢性病需吃一輩子藥的現實

狀況。因此，對於這些內源性疾病，目前不管是中醫還是西醫，都不易從根本上解決，只能在某種程度上加以控制。

　　現代醫學運用昂貴的高科技解決不了健康與疾病的根本問題，因為高科技是非生命系統，因為生命系統和非生命系統有著內在本質上的不同，醫學和生物學都無法定義生命。隨著新自然哲學的完善，它所建立的物質、能量、信息、時間、空間觀，對生命和自然有了較為全面、深刻的認知，**自然醫學認為：生命是一個有機的整體，不僅止是一個物質層面的存在。決定生命體狀態的三流：物質流、能量流、信息流。**生命的現像是物質、能量、信息在一定時空中，有序的多層次的動態和合展現，信息以能量、物質做載體，調控、整合物質與能量；**三者並存轉化而不可分割，三者相互關聯而不可相互取代。**生命是有限的信息資源，生命的內在動力，就是健康的根本。生命是自主的，因為他是信息進化的產物。生命是整體的，因為他是環境分化的產物。現在的醫學把生命當成機器來操控，扼殺了生命自有的、自然的自主性，走向了現代化機器人醫學。

　　人是一個非常繁雜的，由60兆個生命單位組成的巨型開放系統，他是一個自然的產物。在時間軸上的展開就是歷史，在空間軸上的展開就是自然環境。其實，人既是歷史傳承的產物，也是自然界分化的產物，所以人絕對不是一個孤立的事件。因此人的健康也不能視為孤立的事件，僅僅維修或更換身體的零件。

　　現代分子生物學告訴我們，在細胞核裡面有一個簡稱為 DNA 的遺傳物質，裡面包含著許多許多的信息密碼。人的生命原來是由這些

密碼操控著，譬如：一個人正常的生長，成熟，衰老，死亡都是由 DNA 信息密碼操控的。

人的內臟分化以及人的長像模樣也是由 DNA 信息密碼操控的。所以，DNA 物質中所含有的信息密碼（簡稱為 DNA 信息）是我們生命的根本，好似生命大廈的藍圖。

DNA 信息是一種獨立的軟資源。也就是說，在生命系統裡邊，有三種資源，第一種叫做物質資源，組成我們肉體的材料，第二種叫能量資源，提供身體活動的動力，第三種就是信息資源，調節生命全過程中的指令。這三種資源都是生命系統中本有的。

從受精卵信息資源層面來看，在這個小小的受精卵裡，包含了極其豐富的 DNA 信息密碼，人一生的全部信息密碼都在這個小小的受精卵裡面。因此，我們可以得出這樣的結論，生命個體從父母那裡遺傳到的不是物質資源，不是能量資源，而僅僅是 DNA 的信息資源。

生命就是依靠從父母那裡遺傳到的信息資源，去整合環境中的物質資源（食物）和環境中的能量資源（氧氣），從一個細胞增殖到 60 兆個細胞，打造出一個生命體，即我們的身體。因此生命的本質，不是物質，不是能量，而是信息資源。也就是說，「生命的根就是信息」。

我們從父母那裡透過遺傳而獲得了豐富的信息密碼資源，並以信息為主體，整合物質與能量，得以孕育新生命。所以母親懷孕以後，她要吃環境中的物質資源：食物，要呼吸環境中的能量資源：氧氣。

食物和氧氣這些都是環境的，不是生命本身的。

這些環境中的物質和能量資源進入到母親的身體裡面後，由小小的受精卵依照 DNA 中的信息密碼，將這些物質和能量資源整合到信息密碼中規定的有序位置上，細胞有序的增殖過程，經過 9 個月的時間打造出一個完整的生命個體。因此，生命個體的形成過程，就是 DNA 信息資源整合環境中的物質和能量資源有序化的發展過程。

生命系統是依靠著 DNA 信息資源，來整合從環境中吸取的物質和能量資源而形成。這個系統要唯持正常的運作，就必須與環境進行三個交換流通，因此，生命系統與環境必然地形成了三個交換流：

1. 物質流：飲食與排泄。
2. 能量流：呼吸與運動。
3. 信息流：睡眠與思維。

四 自然醫學健康與疾病觀

（本章節部分內容由張奇博士提供）

　　三流循環，決定了生命體的狀態。人是健康或疾病，是根據三流交換流通的狀態來轉化的。三流交換流通得好，人就是健康的，三流交換流通得不好，人就是有疾病的，所以健康出於這三流，疾病也出於這三流，健康與疾病，是同一生命系統中兩個相互轉化的狀態。

　　吃得正確，排得順暢是物質流的轉換；吸得飽滿，呼得乾淨是能量流的轉換；睡得按時，保時保質是信息流的轉換，在三流協同作用下，機體裡面的環境是乾淨的、疏通的、有序的，細胞就會發揮出應有的生命力。生命力是什麼？生命力就是生命的自我運動能力。生命的自我運動表現在九個方面：自我遺傳（父代到子代）、自我生成（新細胞器官的生成）、自我更新（細胞的汰舊換新）、自我複製（生成新的細胞）、自我調節（因應身體內外在環境的需要而調整代謝機制）、自我修復（例如肝臟細胞的修復）、自我適應（例如代償作用形成側支循環）、自我防衛（例如低壓直流電接觸到皮膚時，細胞為免於被極化，會產生「電動勢」或「生命勢」）、自我療癒等。九個自我的有序運作，即生理機轉正常運作，人體得保健康；在異常生理狀態下，自我運動的生命力若能協調運作，人的自我療癒能力自然產生。

　　每天把飲食和排泄做好了，體內就不會有毒素，把呼吸和運動做好了，就不會有堵塞。把睡眠和思維做好了，就不會有紊亂。身體的內環境是乾淨的，疏通的，有序的，生命的九大自我運動的功能就可

以充分發揮。生命力就可以充分展現。

　　毒、堵、亂，是造成機體內環境惡劣的根本原因，也是所有內源性疾病的最根本病因。在物質流的層面上，出現的最基本問題是毒素太多。在能量流的層面上，出現的最基本問題是堵塞嚴重。在信息流的層面上，出現的最基本問題是系統紊亂。

　　排泄不好時，體內產生的廢棄物、體外攝入的有毒物質，在體內堆積形成毒素，因此毒素是第一大基本病因。呼吸不夠的話就會造成體內缺氧，產生的能量就會自然低下。當所需能量低於標準時，生命系統就容易形成堵塞；某一種姿勢持續太久，會造成機體局部的軟組織過度疲勞，從而引起收縮性堵塞，因此堵塞是第二大基本病因。生命的本質是以信息為主體，信息的作用就是調節生命系統的物質和能量達到有序性。睡覺的過程就是調節和整理機體的有序過程，信息系統的紊亂是造成內源性疾病的第三大原因。植物都是晚上抽穗、撥節，人也是在熟睡中生長、調整和修復。身體的自我調整的程式、細胞的新陳和代謝只有在睡覺時候才開始啟動，我們睡覺期間機體才做修復和再生的工作，身體這個有機體，每天要進行新陳代謝活動，大概要有三百萬到五百萬細胞死亡，叫做代謝，並且同時也有幾百萬的細胞再生，叫做新陳，如果新陳大於代謝說明機體在發育成長，反之，則說明機體在走向衰老。細胞再生的時間只有在晚上睡覺時間進行，就如同莊稼生長也是如此。換言之，當意識停止工作的時候，也就是意識信息不去干擾細胞 DNA 信息時，身體自我調整的程式就啟動了，開始修復、更新、調節等機制，新的細胞就是這樣被再生出來的。

五 自然醫學的病因學

　　「大道至簡」是自然醫學的特色。自然醫學的病因論就是毒、堵、亂三個字。毒、堵、亂造成機體功能缺損，功能缺損又惡化毒、堵、亂，形成惡性循環，百病叢生。機體內環境中有了毒、堵、亂，生命的狀態就由健康走向疾病，即「功能缺損或器質損傷」，因此「毒、堵、亂、損」是致病的歷程。

　　若我們得了疾病，我們的任務就是把「毒」清出去，把「堵」疏通，把「亂」止住，在機體內創造一個乾淨，疏通，有序的內環境。這就是自然醫學治療學中的「祛邪法」；自然醫學治療學中的「扶正法」，就是要把三流轉好。下圖 13 是人體血管內的瘀、堵造成血拴及循環障礙。

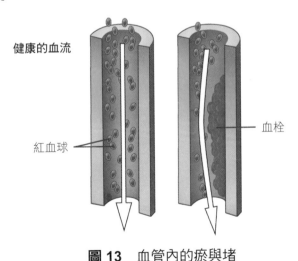

健康的血流

紅血球

血栓

圖 13　血管內的瘀與堵

良好的血液循環，帶來足夠的營養、氧氣、荷爾蒙、抗體和免疫細胞等，同時運走代謝廢物和各種毒素，各個器官得以發揮其正常的功能。因此，血液循環決定了人的生老病死，也影響自癒力。一旦局部器官出現血液循環不良，造成患部堆積過多酸性代謝產物、發炎物質，以及缺氧所產生的自由基和神經疼痛物質等，導致患部無法自行修復，結果產生各種慢性病症，例如：胸悶、心悸、眩暈、筋膜疼痛和腸躁症等。甚至連國人的十大死因，腫瘤、心血管疾病和中風等慢性病共同的基本病理癥結，都是局部的血液循環有障礙，血液循環障礙以微循環障礙最易發生，因其血管管徑最細小，微細血管的瘀、堵最易造成健康的威脅。糖尿病人微循環障礙會衍生糖尿病眼病、糖尿病腎病、糖尿病下肢神經病變；糖尿病人大血管循環障礙會衍生糖尿病足病、心腦血管病變。因此，血液循環之良莠決定人的健康與否。

人希望能健康長壽，必須保持微循環暢通，微循環是位於身體的外端和遠端，這些地方先形成瘀、堵，慢慢再向裡蔓延，一般是每年瘀、堵 1%。人到了 50 歲的時候，微循環瘀堵大概達到 50%，這時候人體開始走向衰老。而到了 7、80 歲的時候，微循環瘀堵到 70% 至 80%，基本只有人體的中間部位循環暢通，若四肢和遠端的微循環都基本不行了，人的生命也就快到盡頭了。

除了循環系統的瘀、堵；經絡也會有氣結的堵塞，循環系統的瘀、堵，會出現肢體末端缺血，手腳冰冷、指甲顏色不鮮紅、無光澤，唇色暗沉、臉色蒼白等；經絡的氣結堵塞會出現局部疼痛感，所謂「痛則不通、通則不痛」，微細血管的瘀、堵與經絡氣結的堵塞經常同時

存在，因為經絡是行氣的、血管是行血的，氣為血之帥、血為氣之母，即氣推動血之運行、血提供氣的營養。中醫認為腎為先天之本，脾胃為後天之本，糖尿病人是生活方式不健康，傷了脾胃系統，故糖尿病人最常見的是脾經堵塞。

六 自然醫學對糖尿病的病因學

　　自然醫學的病因論是機體的毒、堵、亂導致機體的功能缺損或器官損傷。自然醫學對糖尿病的病因論是：腸漏及其他管道的毒素需經肝臟解毒，解毒功能負荷過重，初步導致肝臟的毒與堵及代謝功能紊亂，肝管、膽管堵塞，致脾臟運化失常，胰臟在物質面、能量面、信息面均受到毒、堵、亂的傷害，最終導致胰臟的機體面（物質面）受損後展現的功能面缺損，即胰島素分泌不足或胰島素阻抗，胰臟調節血糖的功能紊亂，進而高糖毒血讓大血管、小血管、周邊神經受損，導致糖尿病眼病、糖尿病腎病、糖尿病足病等併發症，更甚者造成心梗、腦梗。

　　中醫認為消渴症（糖尿病）總病機是肝失疏瀉，臟器失和，氣血津液代謝異常，陰陽水火調節失衡。即是肝、脾、胰在信息面、能量面、物質面的缺損。因此西醫、中醫、自然醫學三者的立論均正確，只不過分別在詮釋糖尿病病史演變的上游、中游、下游而已，自然醫學詮釋的是糖尿病發病的源頭，即上游病因面；中醫詮釋的是糖尿病發病的中游，即過程面；西醫詮釋的是糖尿病發病的下游，即結果面。自然醫學著眼於糖尿病的病因；中醫著眼於糖尿病的病程；西醫著眼於糖尿病的病果。對病果進行治療，只能用藥物或胰島素控制，故終生需用藥；中醫對病程進行治療，是否能治癒，需視疾病的嚴重性而定；唯有自然醫學對病因進行治療，才有治癒的可能性。若以樹木比

喻，自然醫學關注樹根；中醫關注樹幹；西醫關注樹枝或樹葉，關注點的不同，治療介入的方法就不同，最後的結果（療效）就天差地別。故西醫說糖尿病不能根治，需終生服藥；自然醫學說糖尿病能根治，凡存在的必有道理、必有價值，不宜去批評與自己相左的異質性的醫學，異質性讓世界絢麗多彩！

七 自然醫學的檢測

　　現代主流醫學是立基於生物醫學（Bio-medicine）之基礎，各項檢查、檢測如驗血、驗尿是立基於生物化學之基礎，惟人體與藥物兩者皆非化學所能簡單剖析和掌握的對象。X 光、電腦斷層（CT）、核磁共振（MRI），是立基於影像醫學，皆以人的生物層面為基礎，視野重點在物質面，其檢測的特質是侵入性、有劑量不等的輻射暴露（Radiation exposure）或顯影劑、檢測試劑的副作用，其優點是具體的量化或有圖像，故西醫是量性科學、是物質科學。

　　現代西醫檢驗以病理變化為基礎，隨著檢驗技術的進步，已能快速的篩選出疾病，精巧的外科顯微手術、特效的藥物以及精細的生化檢驗方法，在現代的醫學上均扮演了相當重要的角色，但對未達器質性傷害（病理變化不顯著）的亞疾病、亞健康狀態，即對疾病的先期徵候以及其功能與能量變化的關係仍然所知有限，因此延誤早期就醫時機是其盲點。

　　中醫是定性科學，以寒熱虛實來定性人體，以升降沉浮來定性藥味，以辯證論治的方法，審視人體的信息面與能量面之偏失，用藥性之偏來矯正人體疾病之偏，其視野重點在信息面與能量面，如中藥的歸經、用藥的子午流注均是信息面的治療，針灸則側重能量面之治療，如補陽氣等。中醫的望、聞、問、切、舌診、脈診是最早的自然醫學檢測方法，以定性為主，無定量檢測。中醫是能量醫學之始祖，

但檢測準確度依醫生對人體訊號判讀靈敏度而定，判讀無法標準化，人為誤差大，醫術精良的中醫師養成不易，難於傳承與複製。脈診（Pulse Assessment）、虹膜學（Iridology）亦是自然醫學的檢測方式，惟其是醫師主觀的判定，不在本書中介紹。

如果不對疾病的發生作介入，疾病自然發生的歷史，可以分為 5 個階段：

1. **易感受期**：疾病雖未發生，但有危險因子存在，例如酗酒、吸菸、熬夜、久坐等不健康的行為。
2. **臨床前期**：致病因子已在人體發生初期的病理變化，但未出現臨床症狀，例如毒素累積、經絡阻塞、氣血不通，即亞健康狀態。
3. **臨床期**：已有臨床症狀出現。
4. **殘障期**：疾病發展到臨床期後，有的會痊癒，有的會造成後遺缺陷，變成殘障。
5. **死亡**：疾病一直惡化，將導致死亡，但死亡並非疾病發展的必然終結，因殘障期後，仍有復原的可能。

自然醫學的檢測在疾病易感受期、臨床前期、臨床期都可使用，但西醫的各種檢測方法對於疾病易感受期及臨床前期不敏感，要到臨床期才能明確的檢測出病理變化。

（一）信息醫學的源起與發展（資料來源：周德愷博士）

信息醫學原稱伏耳電針醫學（Electro-acupuncture according to Voll, EAV），為德國病理學醫師伏耳（Dr. Reinhold Voll）於 1955 年所創。1953 年，德國醫生伏耳接受了傳統中醫的經絡臟象學說，他利用電子儀表度量電子元件的方式，在人體相關的經絡穴位上，度量出人體有電流反應，從所得到的電流數據及其變異狀況，伏耳賦予它生理或病理的詮釋，給臨床醫生提供了有利的診斷參考，這種電檢儀是最早的自然醫學檢測儀。後因鑑於伏耳電針醫學所依據者均為經絡系統中之能量，因而於 1990 年後改名能量醫學（Bio-energetic Medicine），待本世紀初又鑑於能量醫學尚無法完整描述伏耳電針醫學之全貌，有鑑於電檢儀所檢測的是生物體之信息，再改名為信息醫學（Bio-energetic Information Medicine / Information Medicine）。信息醫學是透過細胞生物信息回饋之機制，利用同類療法原理，以篩檢疾病之病源與病因，進而決定治療方法之醫學，簡言之，**信息醫學是研究生物體上能量變化之信息與健康問題之間關聯性之醫學**。

信息醫學在自然醫學中之重要性，乃因它能在非侵入性的情況下，快速、精確、客觀、早期的以量化數據及圖像直觀的表現出受測者的身體整體情況及與諸多自然療法間信息之互動，並以波的共振方式來顯現。若是功能互動的結果與治療的目的相符即表示該治療方法合用，若是顯現不平衡的信息即表示身體之器官接受該療法可能發生不適。故信息醫學可以很有效的幫助醫者找出哪一種自然療法對患者最有效。

近 20 年來量子醫學（Quantum Medicine）或生物共振醫學（Bio-resonance）受到人們的重視，這是信息醫學的延伸，生物信息的共振是自然醫學檢測的精髓。

下表 3 說明生物能信息醫學與主流西醫在理論基礎、病灶觀點、病因探討、方法使用、材料應用、臨床目標之差異。

表 3　生物能信息醫學與主流西醫之比較

	生物能信息醫學	傳統西醫
理論基礎	生物物理學 量子生物學	生物化學 分子生物學
病灶觀點	整體醫學觀 任何一部分的生理異常現象，皆需從整個生物體的角度作全面性探討	局部病灶 由局部異常現象切入 以探討局部治療方式為主
病因探討	建立生物與生俱來之自癒功能，觀念，直接探討病因（毒素、營養、脊椎）	著重於疾病現象了解及致病過程之生化反應
方法使用	穴檢儀測試 信息分析，比對與平衡 結構矯正（chiropractic） 情緒紓解	生化檢驗與免疫分析 影像標查 動態測定 病情控制與病灶摘除
材料應用	生物能信息回饋儀器 天然營養食品 順勢療法製品 天然花精與精油 脊椎矯正床墊	合成化學試劑 合成化學藥品 各式醫療器材 各種手術器械
臨床目標	深入探討病因去除自癒功能之障礙，啟動生理修復機轉，其期根本改善	先行分類診斷，迅速穩定生理徵象，持續控制情緒

伏耳電針醫學是源於中醫的經絡理論，經絡系統是人體組織及其生理、病理變化的信息傳遞系統。它是一個完整的網，涵蓋了整個生命體有形和無形的「生命現象」。根據中醫的基礎理論，「健康」是立基於身體的「氣」、「血」平衡，即在經絡系統上保持平衡與流通順暢。從生物電的立場來看，一個健康的臟腑其能量的產生與消耗是平衡的，臟腑與經絡之間的能量傳輸，就是針灸理論的藏象經絡的關係，穴道就是各個臟腑的能量反應點，伏耳醫生利用穴檢儀測量患者經絡上的穴道，可以發現受測者相應內臟之健康狀況。

伏耳將穴檢儀之儀表面劃分成一百等分，每一等分稱為一伏耳值，穴檢儀在檢測時通常會注意兩個讀數，第一是峰值，第二是從峰值以後的變量。當反應代謝強度的峰值指在 50 伏耳值附近時，被測量的經絡所代表的臟器其代謝機能是正常的。若讀數高於 50 伏耳值甚多時，則該器官其機能正處在亢奮或發炎的狀態。若讀數遠低於 50 伏耳值時，則表示器官代謝機能不足或呈現退化的病態。

在 1960 年時、伏耳電針醫學曾有一個戲劇性的發現，伏耳醫生在皮膚穴道電檢法（electrodermal screening, EDS）教學過程中，發現了一件令人訝異的現象。他注意到在患者的口袋中，有個小玻璃瓶裝有某種與疾病同類藥物，這藥會對穴道電檢法的數據有正面的效應。當伏耳拿走患者身上的藥物後，患者的電檢數據又回復病態。他一再重複這樣的試驗，發現任何能正、反向影響人體的藥物，對穴道電檢法的讀數都會有相應的影響。他把這樣的「藥物試驗」整合到穴道電檢法裡，大大的提高了它的功能。尤其是他發現以同類療法製成的病

理製劑做藥物試驗，不但可以辨明疾病的原因、也能找出治癒該疾病的藥物。

雖然經絡系統是穴道電檢法的基礎，但是伏耳醫生並不能夠完整解釋經絡穴位的電性反應，以致無法說服醫學界普遍接受。臺灣東吳大學理學院之物理學陳國鎮教授首先在實驗室裡塑造了一個模型，完整的描繪出經絡的電性反應。運用他的模型，穴檢法所有的臨床數據，就能很科學的加以解釋和理解。陳教授又引用了延伸量子場論的概念，另發展出一個學說，給藥物試驗提出了有力的科學解釋。

依照陳國鎮教授的解釋，人體受直流低電壓刺激時會有三種電性反應，即電傳導、細胞的極化和防衛調節。當一個直流的低電壓接觸到穴位上時，帶電粒子的電子，會通過患者的身體，於是儀表量到的電流強度，即是反應人體的導電度。同時在外電場的作用力下，細胞會被極化成小電偶，這些電偶會沿著電場排列起來，在內部產生電位差，輾轉啟動了細胞內無數的生化反應，這些反應會將儲存在細胞內備用物質之化學能轉變成電能，提供給細胞的電荷，建立起高低電位的變化，以維護細胞免於被極化，細胞這樣的自我防衛能力導致了身體產生一個電動勢，陳教授稱它為細胞的「生命勢」。

綜合這三種反應，陳教授推演出了一個穴檢法的典型反應電流公式。由這個公式計算而得的理論曲線（如圖 14、15），與實驗所得完全穩合。峰值電流反應了受測經絡的導電度，峰值後的偏墜，則是生命勢對抗極化電位的結果，它的落差程度代表了淨極化電位差和外加電壓的比值。根據這兩個指標，陳教授進一步著手研究經絡的電性。

他證實所有經絡比起周圍的組織，有較優良的導電和導波特性，而且還顯示它們的傳導具有優勢的方向性。由於它們有這些電性，經絡才有表現基本網路的功能，負責溝通人體的生理物質、能量和信息。

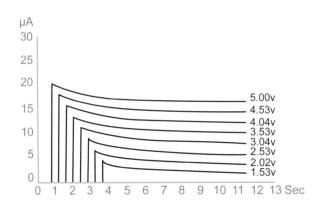

圖 14 穴檢法的典型反應電流曲線模型（資料來源：陳國鎮教授）

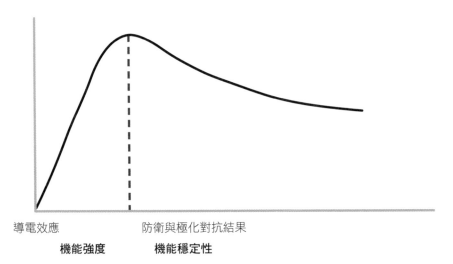

圖 15 穴檢法的典型反應電流曲線（資料來源：陳國鎮教授）

我們人體中還有其他的系統如神經、循環（血管）、淋巴均能負起溝通和運輸物質的任務，但是為什麼還需要經絡呢？在胚胎發育的初期，循環和神經系統均尚未形成之前，一個受精卵分裂成幾個細胞，需要一個溝通的機制來聯繫這些細胞使之構成一個生命體，並且傳送給各細胞所需之物質、能量及信息，經絡系統便扮演這種溝通機制。當細胞的數量已經劇增到經絡的功能不再能整合它們時，便有更高功能層次的新溝通系統出現。這些分化的新系統，包括能運輸物質的血管、傳遞信息的神經等，開始接管或輔助經絡的部分功能。隨著胚胎的成長，經絡和分化系統持續發展和交織，當胎兒出生時，這兩類的系統已經大致完成。經絡系統繼續扮演著仲介網路的角色，溝通個別細胞和分化系統之間的生理機制，彼此相互輔助和影響，以確保完整生命的生理功能。

經絡由於始終保有原始的結構與功能，沒有分化系統的管狀結構之限制，使它成為生物體內最可調的網路，它的導電、導波和優勢方向，都會受外力及內在狀態的影響。針灸的臨床治療，針刺或溫灸等手法即在調變經絡。這些外力改變經絡，調整它們的溝通狀況，使內在的生理系統獲得正面的效應。

經絡的此種關聯性也可以反向來作用，任何的一種刺激、疾病或感染，會先騷擾經絡，然後才累及分化系統。換言之，**發病初期時會先改變經絡，而在經絡裡引起的變化，即可以從皮膚上的穴道電性變化測量出來。**

1. 穴檢法的科學詮釋

　　使用穴檢儀檢測時，當峰值在 50 伏耳附近時，表示受測經絡是處在健康的導電狀態，其對應的電阻約為 100 仟歐姆。若讀數超過 65 伏耳以上或低於 40 伏耳以下時，就表示是異常的信息。峰值之後的變化更有重要的意義，它反映了受測者體內疾病嚴重的程度。峰值之後的反應大致可分為六種類型，每一種都在說明生命勢的一些特定狀態。

　　第一類反應曲線是電流持續上升而沒有衰降的情形（如圖 16a）。這是生命勢在抵抗細胞極化時，呈現過度的反應，亦可解釋為受測者的身體受到某些刺激時呈現亢奮不安的狀態。第二類是反應電流的峰值，在整個量度時間都能保持水準（如圖 16b），表示生命勢能以最佳的應變，平衡細胞的極化，電流的峰值為 50 伏耳且能隨時間一路持平而不衰落，這就是健康的表現。

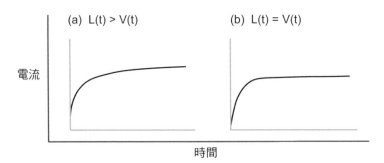

圖 16　穴檢法說明生命勢的六種類型中 (a)、(b) 型的電流曲線
　　　　（資料來源： 陳國鎮教授）

第三類反應是峰值短暫持平後，隨即衰降的情形（如圖 17c）。表示生命勢只能制衡極化片刻，隨後就無力為繼。易言之，顯現生命勢的衍生過程有初期的功能障礙。第四類的反應圖形從峰頂一路衰降至某漸進值（如圖 17d）。這是生命勢功能不足最常見到的反應，它無法完全消除細胞的極化，還殘存的極化使峰值衰降下來。滑降的坡度陡峭時表示急性病症，坡度平緩時則表示為慢性疾病。

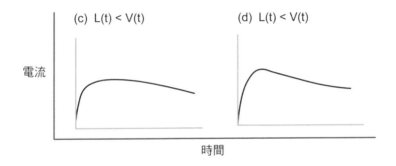

圖 17　穴檢法說明生命勢的六種類型中 (c)、(d) 型的電流曲線
（資料來源： 陳國鎮教授）

　　第五類是先降後昇的反應情況（如圖 18e），這是功能疲勞的徵兆，受測者可能身體疲勞或飽受壓力，以致生命勢或防衛的應變行動慢了半拍。第六類反應圖形呈現波浪狀的衰降（如圖 18f），這顯然有某種刺激源，不規律地干擾著生命勢的功能，會胡亂騷擾生命勢的東西包括不良的化妝品、衣物的顏色或質料、輻射物如個人電腦、電視機及毒素等。

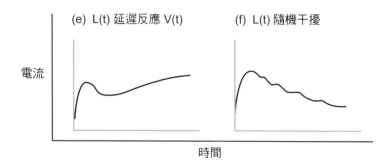

圖 18　穴檢法說明生命勢的六種類型中 (e)、(f) 型的電流曲線
（資料來源：陳國鎮教授）

2. 電子波攜帶藥物的信息

藥物試驗是伏耳醫生在無意間發現的，但是卻發展成穴檢法應用的重要關鍵（如圖 19）。陳教授在 1989 年提出了一個學說，給伏耳醫生穴檢法的藥物試驗找到了一個穩固的科學根基。他認為從穴檢儀送出來的電子，經過藥物的能場時，體內的波就會被穴道電檢法帶進來的藥物波改變。藥物可以由受測者拿著或放在電路中的鋁製盤上。攜帶藥物信息的電子波會通過受測者的身體，隨著各自的特性共振，這些波即被特定的組織、器官或系統所吸收。藥物的信息就這樣進入了人體，身體因而起了反應，受測者無需直接服下藥物。

體內的波與藥物試驗進入人體的波會產生干涉的現象，當它們同相時，產生建設性干涉，會使體內的電子波被強化；當兩組波反向時，產生破壞性干涉，某些體內疾病的波被減弱或對消。藥物波所需的振幅，也就用來決定所需的藥劑量。所以藥物波的兩類干涉一個是用作診斷而另一是用作治療。

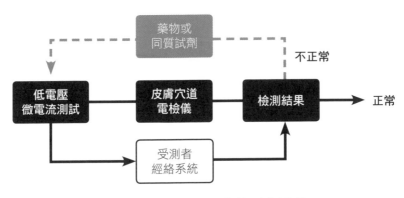

圖 19　電檢儀作藥物檢測之過程

　　信息醫學利用皮膚穴道電檢儀，可以透過各經絡探測全身的電磁場是否平衡，假如不平衡，是哪些經絡不平衡？也可以進一步的探測不平衡系統的病因、病源，例如過敏體質的過敏源，人體內殘留農藥量，病人服用中的中西藥是否有療效，以及服用劑量是否恰當等。甚至於可以分辨不平衡的原因是屬於生理還是心理的。治療方面，亦可用此穴檢儀系統將病因、病源之信息波結合自然療法，以口服或注射，給病人使用，可清除體內毒素，提高身體免疫功能，減輕病情，並加速痊癒。

3. 生物能信息醫學之設備介紹

　　較之於其他之一般醫學檢測設備，生物能信息醫學所使用的設備是一極為簡單之儀器，其核心設備是一個可以量度極小電流及電阻之微電表，所不同的是，在這個微電表中加裝幾個電阻來保護電表，以使用於檢測微電流量，同時在遇到短路時微電表不致遭到破壞。坊間

經常可看到的伏耳電針或皮膚穴道電檢儀（簡稱穴檢儀），有來自德國、美國、日本及澳大利亞等多種廠牌。

4. 穴檢儀在糖尿病的應用

利用穴檢儀（Electro Dermal Screen, EDS）探測人體不同穴位的微弱電荷變化，藉以比較人體組織和器官在健康與疾病時的差異，而產生了篩檢的結果。糖尿病由於有嚴謹的世界衛生組織所規定的疾病定義，因而易於清楚分辨身體相關器官系統之正常與否。1987 年在夏威夷的檀香山城選出了 55 位糖尿病患者，及 95 位同性別、年齡的對照組，糖尿病個案雙足檢測值一般都低，但至某特定點會顯著下降。10 個特定點是根據傳統中醫針灸學，加上伏爾氏之經驗與理論選定的。測試後顯示，這 10 點皆能幫助區分糖尿病患者與非患者，結果具有統計學的意義（P<0.01），特別是左右側的三焦經胰島素測量點。糖尿病個案偏墜值較對照組高至 7.4 ～ 8.2 倍，其中碳水化合物代謝點，偏墜意義最大。

（二）經絡磁波檢測

經絡連接了臟腑，臟腑的疾病會表現在經絡上，這是中醫早在幾千年前就已經明瞭的事實。人體存在的能都可稱為生物能，人體的電磁特性，正好可以作為生物能的載體，亦是中醫所說的氣，人體的電磁波可以表現在皮膚上，可藉由電壓來測量電阻的變化，1950 年，日本的中谷義雄依此發現人體有「良導絡」傳輸著電流，當電流的傳輸出現異狀時，便代表經絡發生了失衡。以中谷義雄的結論，可以反饋回去，得到「從經絡儀上可以量測得到臟腑的病變程度」的結論。

前榮民總醫院鍾傑博士在 1988 年研製第一代良導絡，之後並融匯物理、光電、中醫、西醫、數學、整合醫學、能量醫學、營養學、光電學與電子資訊科技等學術領域專家的智慧，採用電磁感應技術研製之經絡檢測設備，稱為健絡健康管理系統，簡稱經絡道（Plus Health Care System, PHCS），可即時觀察身體五臟六腑的機能狀況。

生理量測首重「信度」（reliability）與「效度」（validity），信度是指測量的穩定度；效度是指測量的有效性與靈敏度。經絡道是良導絡與穴檢儀（EAV）的綜合改良版，於 2013 年發展成熟，並經信度、效度檢測，經絡道放棄了原先量測電性的方式改為量測皮下的生物能電磁場，避免了過去良導絡、穴檢儀檢測因為有電壓、電流會對人體電位造成影響，及操作時需手握濕棒有皮膚與水分的不確定性，提高了機器的敏感度，同時也增加量測結果的正確性和穩定性，並有物質檢測盤功能，可事先測知藥物或保健品對人體的影響。PHCS 經絡道

是少數擁有國家醫療器材許可證的經絡檢測產品，並通過歐盟 CE 的品質檢驗報告以及美國 FCC 醫療設備等級的電氣安全、電磁干擾、通訊干擾等穩定性與安全性的檢驗，及 ISO 國際標準單位的認證，包括 ISO 9001，以及醫療規格的 ISO 13485 等認證。由優良醫療器材製造商（GMP），全機在臺灣生產製造與品管。

經絡檢測與西醫生化檢測最大的差異在於，**經絡檢測是以受檢者當下身體各部門總體能量的平均值為基準點，高於基準點為實，低於基準點為虛，作為調理身體的依據；西醫的檢測是以多數人的平均值，甚至於是外國人的平均值作為正常值，來比對病人的正常與否。**

中醫科學化的最大突破，即在於把主觀的感覺，採用客觀的儀器檢測，並予以數據化。PHCS 經絡道對中醫現代化有一定的貢獻。圖 20 是良導絡的經絡儀與電磁波經絡道的比較。

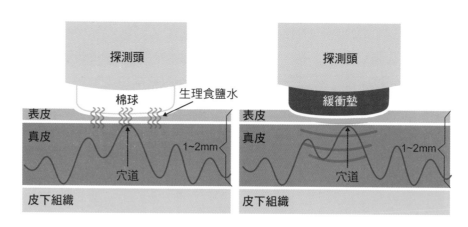

圖 20 良導絡的經絡儀與電磁波經絡道的比較

（三）生物波（Bio-Waver）檢測儀

1. 細胞分子信息共振儀

　　細胞分子信息共振儀與生物能量波動掃瞄儀是不同團隊研發出的類似產品，均對人體生物波作檢測。生物波檢測原先是由一群研究航太科技的生物醫學博士和科學家們為太空人身處太空時，檢測身體功能所研發的儀器，目前廣為自然醫學界及預防醫學界使用。

　　細胞分子信息共振儀是運用聲納共振傳送與接收，偵測介於1.8～8.2赫茲間的動態頻譜分析作為基礎，以「聆聽」身體每個細胞的生物信息，這種頻譜掃描含有整個身體的完整信息。

　　簡單地說，**當我們的細胞頻率高時，身體就處於健康的狀態。當細胞振動頻率變低時，我們就容易得疾病。**在無振動、無電、無能量的細胞內，我們會發現疾病。從身體上、情緒上和精神上來說，身體接觸的毒素越多，細胞的頻率會變得越低。若是細胞的自癒能力或自我調控機制無法消除這些病理性的磁場波動，會干擾正常的生理運作，造成細胞或器官功能上的異常，長期累積，就會形成疾病。因此，「疾病」可以說是長期存在於體內的病理性振動信息，累積至某一程度後，觸發成為病理病兆的現象及反應。我們健康或是生病是由人體的量子能量場（非細菌或基因）決定的，細菌或基因是透過干擾人體的量子能量場而致病的。因此，我們可以清楚的看到，緩解壓力和控制老化過程最好的方法是調整人體量子能量場的紊亂。

　　我們身體不適的第一信號是振動的生物波或電磁波。破壞性的振

動頻率被儲存於細胞內，可能多年積聚且不被發現。接著，化學變化開始出現，細菌、病毒和其他病原體侵蝕身體，我們的生活方式也可能引起破壞性振動頻率的出現，而早在身體癥狀發作前，這些振動頻率就可被偵測出來。

生物波檢測儀是突破目前理學檢查的盲點，檢測細胞功能性健康的全自動化操作儀器，簡單易學、易被人接受、無痛感、無輻射、無侵入性、無副作用、快速、精準、經濟實用、預防性高。可進行不同程度的全身健康檢測（可單一器官及單一系統或全部選取），可對各器官組織功能進行定性、定量評估。對各種功能性及病理問題提供治療及保健的建議，包括草藥、食物、營養補充、同類療法等。經由身體的細胞能量變化，可以尋找真實的病因，如高血壓是由於心臟的問題，或是血管、腎臟的問題，抑或是其他壓力造成。

生物波檢查結果是以器官和系統的照片形式提供，受測者能夠「從裡面看見」自己的器官、病源、病症之間的相互關係。是在最接近病理、解剖學的狀況下提供細胞功能性、能量狀況之分子共振信息，可預測物質之藥效和副作用、可預測營養對細胞的作用、可選擇適性與適量之最佳治療方案，亦可利用量子矯正、光譜矯正、音頻矯正作用於水、乳糖，來調節並恢復細胞及遺傳因素的免疫功能，以彩色圖示人體垂直或水平解剖面，並分六類生理優劣狀態以數字及顏色標示，目前臺灣有多家知名醫院使用。

2. 花精體感儀

花精體感儀是專為精油治療設計的生物能量檢測儀器，它結合西醫的八大系統，中醫的體質、經絡、六經、氣機，印度的脈輪，歐洲的花精，再加上營養與食療，是檢測健康狀態、了解健康威脅的非侵入性檢測儀器，是綜合性的養生調理工具。調理過程中，先作前測，紀錄使用者的健康狀態、了解健康問題，作為個人的健康基準線（Base line），每次調理後作後測，以確認調理效果，並根據檢測結果，作調整飲食、情緒以及生活作息（運動、睡眠）的建議。

3. 生物波與彩超檢查結果的一致性

有位患者於 2017 年 8 月 3 日在上海某醫院生化及彩色超音波檢查的報告顯示肝、膽、腎結石、貧血等 4 個明顯健康問題。8 月 29 日用生物波（BIO WAVER）設備檢測比對，顯示生物波檢測結果與醫院檢查出的 4 大項問題吻合。

（四）克里安照相術（Kirlian Photography）

1939 年，前蘇聯技師克里安與妻子範倫緹娜意外發現，用高電壓（15000 至 100000 伏特）、低電流、高頻率的設備，以高伏特電壓的瞬間激發，所攝製的照片能顯示物體或人體電磁場的能量放射狀態。克里安夫婦窮 30 餘年之心力潛心研究電子照相術並研發了相關設備，因此高電壓電子照相術便以克里安命名。

由於人體生理、病理或心理上的變化對於能量的放電都會產生影響，經由克里安能量照相可看到這些變化，在德國，克里安能量照相術又與伏爾電針相結合，人體內的能量訊息可經由克里安能量照相得到進一步的診斷訊息。

自從愛因斯坦著名的方程式 $E=MC^2$ 發表以來，世人已多能接受這整個宇宙間的萬事萬物都是由能量構成的觀念與事實。人體及圍繞在其周圍的電磁場也都是能量，克里安照相術揭開人體能量測量的面紗，許多科學家後續研發的「氣場分析儀」、彩光針灸與多種彩光療法，均以克里安照相術的原理與技術為基礎。

現代科學的能量體（Energy Body）或生命能量體（Vital Force Body），在古希臘和古印度的傳統中，稱為「乙太體（Etheric Body）」或「光環體（Aura Body）」或「光體（Light Body）」；中國道家修練將其稱之為「真炁體（Vital Body）」。克里安照相術所拍攝到的即是人體最基本的乙太能量體。

克里安照相術發現當人們把手放在高頻高電壓環境中時，手陽明、大腸經的部位會出現一連串明亮光斑，因而意外地確認了中醫的經絡與穴位理論，並實際顯像經絡體系。**經絡體系就是身體能量的巡行路徑，藉由克里安照相術可顯示身體經絡能量體的強弱，並反映與經絡或穴位共振器官的能量強弱。**當克里安相片的某區出現微弱或強烈的放射能量時，可顯示其共振臟器能量阻塞或慢性發炎。這一發現引起德國、日本、美國等家科學家的重視，分別對人體輝光現象作了探索和研究，20 世紀 80 年代後科學家發現人體輝光的顏色和形狀會根據人的健康狀況、生理和心理活動等發生變化，而且此種能量能接受心、腦、意志的控制，這也為道家的「練精化炁」提供實徵性的科學基礎。

西方醫學奠基於解剖學，是由身體的物質面了解人體，中醫由望聞問切了解人體的物質面，並由經絡體系了解人體的能量面，故在《黃帝內經》中將「心、肝、脾、肺、腎」叫做「五藏」，「五藏」並不是西方解剖學中那個具體的人體器官，而是「藏」在另外空間人類肉眼看不到的的一種象，也就是《黃帝內經素問・六節藏象論》中所述的「藏象」，即人體的能量系統。

由於檢測技術的進步，科學家用核磁共振功能成像（Functional Magnetic Resonance Imaging, FMRI）技術同樣驗證經絡穴位的客觀存在。當用光刺激人的眼睛的時候，在大腦的視神經區會看到訊號增強，這是現代科學已知的現象。中國古老的針灸學說裡，刺激足太陽膀胱經在腳上的 4 個穴位點，同樣在 FMRI 成像上看到了這 4 個穴位

點所反射的視神經區信號的增強。克里安照相術和核磁共振功能成像技術兩種方法均驗證「經絡」的客觀存在性。

經絡體系的能量系統由克里安照相術和核磁共振功能成像技術兩種方法驗證後，有學者大膽提出一個假設：人體有兩套生理系統，即西醫的解剖生理系統和中醫的藏象生理系統，兩套生理系統頻率各不相同，存在不同空間，且會相互作用，人體病變最初是由藏象系統功能出問題而逐漸影響到解剖生理系統，這也是為何很多人身體出現了不正常狀態，如失眠、便祕、乏力、脫髮等，可是去醫院用儀器檢測時，西醫師會告訴你一切指標正常，沒有任何疾病，但隨著時間慢慢推移，疾病才會顯現到解剖生理系統上，惟此時檢測到疾病為時已嫌晚。所謂的穴位或許就是解剖生理系統和藏象能量系統兩者間的溝通點，透過針刺穴位，可重新啟動或活絡兩個系統之間的互動，使人體回歸正常狀態。因此應用克里安照相術可以提早辨識出身體功能失調的部位，使它在變成疾病前早一步獲得治療。

戰後肢體傷殘的士兵，他的肢體雖然已被手術切除，但他主訴截肢之後，即使肉體上的肢體已經不再存在了，但沒有肢體的地方仍然疼痛，即所謂的「幽靈肢」疼痛，或稱「幻肢疼痛」。亞倫‧德翠克（Allen Detrick）將一片葉子從中切開後，應用克里安照相術，驚訝地發現被切掉的半片葉子區域，仍會放射出與原本完整葉片相同的能量場，即所拍到的竟是「完整的葉片」。即使葉子的某部分不存在，一個微妙的能量場還是繼續存在於原本的部位，就像原來的葉子還在一般。「幽靈葉」的效果詮釋了「幽靈肢」疼痛的原因，醫學界無法

再一昧地認為那是心理作用。

　　基於「幽靈葉」現象的發現，科學家用 FMRI，對剛過世的人進行測試，發現已逝之人某些部位比其周圍地區發出的光要強，而這些明亮的閃光點與中醫針灸圖上標明的 741 個穴位一致。俄國和美國科學家經過長期研究後推論，人體存在著一個光導纖維系統，中醫學中的針灸穴位是人體中經絡系統對光最敏感的部位。

八 自然醫學的治療

　　庫爾卡米醫師（Dr. Kulkami, 1889）認為健康的人身體內不含任何毒物。人如能生活在自然環境中，不接觸任何毒物是不會生病的。即使不幸生病了，也可不需藉助任何成藥（毒物）來幫助他治癒疾病、恢復健康。因此自然醫學之特色是：1. 絕不做任何傷害患者的治療，即治療方法無毒、無副作用；2. 相信人體自然之療癒力量，身體在沒有毒素的情況下，給予適當的飲食、充分的休息、平衡的情緒及合適的運動，身體會自然痊癒；3. 相信人的特異性，相同的疾病，治療方法均因人而異，並藉助多種方法幫助患者解決病痛；4. 針對病因、病源，去除毒素，調整身體各機能，使之正常化作用，而達到體內動態平衡（homeostasis）；5. 考量整體，而非僅就單一之器官或系統治療，即治療作用的廣效性；6. 重視預防，遠離有害毒物，避免發病於未然。

（一）自然醫學的治療原則

　　藥不是用來治病的，是用來控制疾病症狀的，若想根治疾病，則需由病的源頭開始。前有提及，自然醫學認為病的源頭就是「毒、堵、亂」，清除「毒、堵、亂」是自然醫學的治療原則；「首務無傷，論之有據，言之有物，簡便易行，行之有效」是自然醫學的治療法則。「祛邪與扶正」是自然醫學的治療綱領。治理機體的內環境，即解決

毒、堵、亂的問題，這是「祛邪之法」。激發並提高機體自身的調節能力，使其達到最高的工作效率，這是「扶正之法」。對於內源性疾病而言，來自外在的任何治療手段，充其量只能夠占三分作用，而機體自主性的調節力量，能夠占七分作用。決不能被顛倒，這就是自然醫學最重要的「三七分」治則的理念。

因此自然醫學的治療重點，是調動病人自身的積極性，把病人自身內在的七分作用，加上醫生外在的三分作用疊加起來，就能夠從根本上解決內源性疾病。因此「調」要用心、「養」要細心、「練」要恒心。

清除體內毒素，還體內「藍天白雲」；疏通體內「交通堵塞」，還體內氣血暢通；止住體內「紊亂」，還體內高度的秩序性與和諧性、穩定性；啟動自身自癒能力是健康的根本。清除體內毒素包括清胃腸、清血管、清肺氣、清肝膽、清腎水。疏通體內「交通堵塞」，包括疏通經絡、疏通微血管及大小血管、疏通汗腺、淋巴及其他腺體、改善血液品質，毒與堵處理好，亂與損自然恢復正常。

自然醫學的療癒觀（Law of Cure）認為每一個急性或慢性疾病都是自然療癒力量與清除毒素過程所留下的結果。自然醫學應用的治療方法非常廣泛，包括光與色彩治療（Light and Color Treatment）、音樂療法（Sound and Music Treatment）、斷食與食療（Fasting and Diet Treatment）、整脊療法（Osteopathy）、芳香療法——花波與花精（Aromatherapy）、同類療法（Homeopathy，也稱順勢療法）、能量醫療、信息醫療等，均符合自然醫學的治療原則。

（二）順勢療法的源起與發展

（資料來源：〈論信息醫學的萌芽〉，陳國鎮著）

西元 4 世紀前，歐洲的醫聖希波克拉底主張臨床的治療用藥，應該是使用微小的劑量，以達到激發患者的生命活力，產生自我治癒的功效為目的。這種醫療的理念慢慢衍生成現在所謂的順勢療法。希波克拉底也發現，可以使健康人體產生某類症狀的藥物，即可用以治療該類症狀的疾病，所以順勢療法又被稱為同類療法。這種人體對藥物的反應類比於症狀的相似性，就成為順勢／同類療法的用藥準則，現在我們稱它為相似原理（similarity principle）。

德國醫生哈尼曼（Samuel Hahnemann）承襲希波克拉底的理念，認為稀釋與震盪過後的微量藥劑，不僅保有臨床的療效，而且效果更顯著。稀釋和震盪作法，達到一粒藥物的分子都沒有的地步，這樣的發展違反許多人的常理認知，這種超高稀釋度的藥劑引來的嚴厲批判，從來不曾間斷過，直到今天依然此起彼落。工業革命的大時代來臨，唯物觀與機械論在歐洲大陸上風起雲湧，哈尼曼醫生受到排擠，不得不終老於法國。順勢療法的理念和作法，就這樣被移植到法國的土地上生根發芽。傳統中醫學的藥物性味及藥性歸經的概念與順勢療法的藥效認知頗為一致，中醫的智慧在「精、氣、神」。「精」是物質，「氣」是能量，「神」就是信息和意識。顯見中醫的智慧與醫聖希波克拉底的主張在不同的時空中仍是「人同此心、心同此理」的。

（三）順勢療法的原理

（資料來源：〈論信息醫學的萌芽〉，陳國鎮著）

　　利用「粒波二相性」的波動觀，以及量子力學的數理邏輯，即可詮釋相似原理的物理意義。順勢醫療是根據驗證法則建立起的相似原理在臨床上的應用，**順勢療法是將已知能使健康人體產生類似症狀的藥物，斟酌患者的病情投以微小的劑量，活化患者自我療癒的機能進而消除疾病**。這樣的醫療理念所強調的是，利用微量藥劑的挑逗作用，以激發患者的自癒能力為標的，而不是用藥劑直接清除疾病的病因或症狀。順勢療法藥物對人體的狀態若能產生強化作用，提升虛衰的正氣，反相的信息波干涉，就可以清除人體內亢進或低下的機能，使它恢復常態，自然削弱疾病的勢力。

　　順勢醫療與傳統中醫學理念是一致的，傳統中醫學補虛、瀉實、扶正、祛邪 4 種作為，雖然會導致一時的症狀加劇，卻可以徹底根除疾病的根源。因為人體的自癒能力，畢竟比我們的醫療技術高明而且靈活許多，順從和強化它才是療癒的正道。

　　醫生所做的一切疾病治療，無非在追求疾病信息波的抵銷或防禦機能的強化。碰到嚴重的合併症時，原則上是先治標後治本或標本兼治。能夠治療嚴重合併症的藥物信息波，就是疾病信息波的反相波動，這個結果明確告訴我們，合適治療複雜疾病的藥物信息波就在患者自己身上，臨床上碰到糾葛難纏的疾病，我們也無需四處求訪仙丹妙藥，只要能夠將疾病的信息波，從患者身上汲取出來倒轉相位，即可用在患者身上成為絕佳妙藥！

（四）信息醫學 / 量子醫學（Quantum Medicine）原理

自然醫學的檢測與治療均拜量子物理學之賜。20 世紀前，人類對於「物相」是全然的唯物觀。1900 年，德國的普郎克（Planck）提出能量可以量子化的概念以後，電磁輻射的能量被粒子化。1905 年，愛因斯坦提出狹義相對論，推導出物質的品質不過是能量緊密包裹，整個宇宙的物相認知，就從絕對粒子觀逐漸變成能量的凝聚觀。物質的微粒，在微觀世界裡會表現出波動的性質。這就是所謂的「粒波二相性」。我們對於物相認知，變成在波動或粒子之間可以適度選擇妙用。量子力學告訴我們，波與粒子其實是同一回事（wave and particle duality）（波粒雙重性）：依據測試方法不同，物質既可能是波也是粒子。過去，我們用粒子角度來了解物質；現在，我們可以由波的角度來了解物質。

波與波之間的交互作用會導致波形產生變化，也因此產生了自然界中不同型態的組合，多變化的物質也因此產生。所以物質是波的顯現，而波則是物質的隱藏秩序。

臺灣南臺科技大學生技系、中華民國能量醫學會理事長李順來教授認為中醫不等同於漢醫；中醫是中庸之醫，由生物波的角度看，中醫是將疾病的波解構（Destructive）為中庸之波（圖 21），不當的處置將增強 / 建構（Constructive）疾病波（圖 22）。圖 23 說明人體黑箱中有物質、能量、信息三系統；圖 24 說明常規醫療（主流西醫）針對人體黑箱中的物質系統（生理系統）；能量醫療針對人體黑箱中的能量系統；信息醫療針對人體黑箱中的信息系統作介入，以治療疾病。

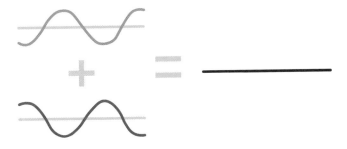

圖21 疾病波的解構（資料來源：陳國鎮教授）

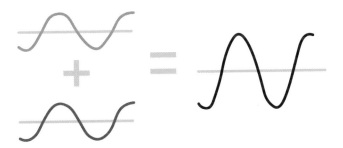

圖22 疾病波的建構（資料來源：陳國鎮教授）

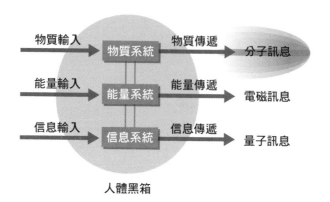

圖 23 人體黑箱中有物質、能量、信息三系統（資料來源：李順來教授）

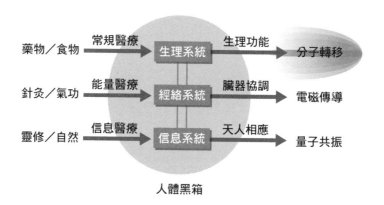

圖 24 西醫、能量醫療、信息醫療對人體黑箱的介入（資料來源：李順來教授）

陳國鎮教授是首先在實驗室建立治療疾病波模形的先驅,曾有位肝癌末期的患者來到他的實驗室,請陳教授為他檢查身體的狀況,幫他尋找可以治療的方法。陳教授利用了伏耳的穴道電檢儀,為他做了手足 40 點的篩檢,結果他身上有 37 點的反應電流是不正常的,只剩下 3 個點是正常反應。圖 25 中上圖實曲線是患者身上的疾病信息波,下圖的虛曲線是汲取出來後,又反轉相位的疾病信息波,它就是實曲線的剋星,兩者相加會等於 0,也就是疾病可以被消除。

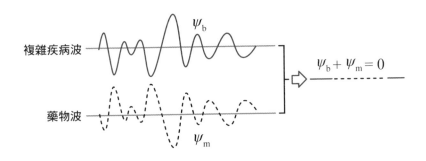

圖25 肝癌末期患者的疾病波與藥物波(資料來源:陳國鎮教授)

同樣的波動理念,我們也可以引進正確的藥物信息波,強化人體的防禦機能或自癒能力。這時候就是從健康人體汲取正常的生理信息波,讓它強化患者身上微弱下來的生理信息波,於是患者體內就會出現較強的自我療癒功能,這就是順勢療法所追求的理想。

醫療院所的臨床用藥,一直延續著實質藥物的開發和使用。藥物

不論其為水溶性或脂溶性，進入人體後都有溶解度、吸收度及利用度的問題，以鈣片為例，一般溶解度約 20%，被身體消化、吸收後能利用的更有限了，加之影響骨質流失的因素眾多，所以消費者會抱怨補鈣的效果不明顯，且使用不當有結石風險，其他藥物原理亦同，況且是藥三分毒，藥物有毒害與副作用之虞。根據順勢療法的波動觀所引申出來的推論，其實臨床治療除藥物外還可以有其他的選項，如順勢療法，而且順勢療法無溶解度、吸收度、利用度的問題，陳國鎮教授已驗證它的可行性。

人體本身就是一個高度精密的機器，功能紊亂了必定是某個器官有了問題，**唯一能根本解決問題的方法就是修復器官功能，修復器官功能唯一要作的是修復細胞，均衡的營養和勻稱的體態結構、適當的運動與休息才是修復細胞的根本！**藥物只能起到控制症狀的作用。因為人體與藥物兩者皆非化學所能簡單剖析和掌握的對象。

人體雖然是宏觀的實體，但是它的新陳代謝，感覺反應所觸及的生命機能，處處可以見到微觀機轉的敏銳性，因此要解釋它的生理或病理，波動的概念也能借此理解其奧妙的生命現象。粒子觀的時候，可用生物化學的機轉去解釋生理或病理現象，但順勢療法所觸及的藥物作用，以及人體的反應層次，幾乎都發生在微觀世界的層次，並不是化學反應，因此選擇波動觀，去推敲順勢療法的機轉更為順理成章。

唯物或粒子觀的醫學發展，已經有 300 多年的歷史，曾經取得輝煌的成就，但現代的慢性病讓粒子觀的現代醫學面臨瓶頸，未來的醫學將會朝向何處發展呢？以信息波為主軸的發展正風起雲湧。

參

自然醫學的
糖尿病治療

糖尿病治療關鍵在消除胰臟毒害，依據自然醫學的理論體系，消除胰臟毒害需先消除肝臟毒害、疏通血管、肝管及堵塞的經絡，處理原則為扶正與祛邪二部分併用。

　　本章節將介紹生活方式干預、飲食療法、營養補充劑療法、減重療法、運動療法、排毒療法、精油療法、壓力調適及心理健康療法、養護肝臟及腸道法、綜合養生法、反射療法、修復胰島細胞法、減少糖基化終產物的發生等方法。

　　此外，幹細胞療法、基因療法是最新的高科技生物療法，在此也介紹讀者認識。

一　生活方式干預

　　世界衛生組織的報告指出，**健康生活方式能使心腦血管疾病、2 型糖尿病減少 80%，各型慢性病的防治都首推生活方式的干預**，由美國糖尿病預防研究（Diabetes Prevention Program, DPP）得知，生活型態改善組的治療成效優於藥物組，而生活方式干預效果的實徵研究，首推全球著名的大慶研究。

　　中國阜外醫院進行的大慶研究始於 1986 年，探討了生活方式干預 6 年對糖耐量受損（IGT）人群糖尿病發病率的影響，為進一步深入探討長期影響，並開展了大量後續隨訪工作。其中，20 年隨訪結果發現，為期 6 年的生活方式干預預可顯著降低 IGT 人群 20 年後的糖尿病發病率，並有降低心血管死亡的趨勢。

　　23 年隨訪結果顯示，生活方式干預可使全因死亡及心血管死亡分別降低 29% 和 14%，但並未顯著降低心血管事件及微血管病變風險。這表示，生活方式干預不僅可以降低 IGT 人群糖尿病的發病率，還能進一步預防心血管死亡和全因死亡。

　　30 年後隨訪的結果與 23 年隨訪結果一致，與對照組相比，干預組的全因死亡和心血管死亡風險可分別降低達 27% 和 33%。這表示，透過生活方式干預來預防糖尿病，可持續降低全因死亡及心血管死亡風險。另外，對 23 年隨訪結果進行亞組分析發現，生活方式干預降

低女性全因死亡風險的作用更顯著，對男性全因死亡風險的影響不大。這可能與男性存在更多吸菸、飲酒等心血管危險因素以及通常干預依從性相對女性較差有關。此外，女性全因死亡的獲益可持續至隨訪 30 年時。這表示，女性 IGT 患者可從生活方式干預中讓血糖及心血管獲益。

綜上可見，對於 IGT 成年患者（尤其是女性患者）而言，為期 6 年的生活方式干預可持續降低全因死亡率和心血管死亡率達 30 年之久。具體來說，在女性 IGT 患者中，與對照組相比，干預組患者發生 30 年死亡的危險性僅為對照組的 0.59 倍；在男性 IGT 患者中僅為 0.84 倍。這表示，生活方式干預能夠為 IGT 這一類糖尿病高危人群帶來長期臨床獲益。

大慶研究中，生活方式干預組被進一步細分為單純飲食干預、單純運動干預與飲食及運動聯合干預三組。進一步探討不同生活方式干預對於肥胖及非肥胖 IGT 患者的效果。結果發現，對於肥胖 IGT 患者而言，飲食干預與運動干預同樣有效；而對於非肥胖 IGT 患者而言，則運動干預更有效。這顯示，肥胖與非肥胖 IGT 患者的生活方式干預需要有所差異。

二 飲食療法

　　糖尿病是吃出來的問題，回到問題的根本，還需由吃來解決。食療就是由飲食的量與質二方面控制血糖，食療不成功，糖尿病治療就不會成功。

　　飲食療法是糖尿病治療的「扶正之法」。「人如其食、人如其飲（You are what you eat. You are what you drink.）」，說明人需慎食。世界衛生組織的糖尿病診療指南，對於糖尿病前期並不推薦藥物干預。唯一能夠阻斷他們繼續演變成糖尿病的辦法，就是生活方式干預，也就是糖尿病前期病人要學會控制飲食和運動，以維持血糖的平穩。**飲食療法的重點是「均衡飲食」，而非「限制飲食」，不強調「能吃什麼，不能吃什麼」，對於糖尿病患者來說，「什麼都可以吃」，只是食用量要適當均衡。**

　　藥物是治病、食物是養病，糖尿病是生活型態疾病，若不想一輩子使用藥物，調整飲食是絕對必要的，提供身體必要的營養素，身體的自癒力才能發揮功效，違背這個原理，導致很多病治不好！飲食療法將介紹中西醫的食療觀、限食療法、辟穀（斷食）療法、素食療法、食療的原則等。

(一)臺灣糖尿病學會的飲食建議

1. 對於體重過重或肥胖的糖尿病人，建議**減少熱量攝取**，維持健康飲食型態。
2. 多選用**低升糖指數和膳食纖維含量高的食物**，包括全穀物、蔬菜、水果等。
3. **避免含糖**的食品及飲料，有助於體重控制並降低心血管疾病及脂肪肝的風險。
4. **富含單元不飽和脂肪酸**的飲食型態（地中海飲食或得舒飲食）可以改善血糖和血脂肪的控制。
5. **含有 Omega-3 脂肪酸的飲食**，如多脂魚（含 EPA、DHA），核果和種子類（含 ALA）可作為預防或治療心血管疾病，但 Omega-3 脂肪酸的營養保健品，無法改善糖代謝。
6. 接受個別化的醫療營養指導，強調**營養密度和高品質食物**。

(二)美國糖尿病協會建議

　　根據美國糖尿病協會（ADA）所制定的 2018 版糖尿病診療標準，所有糖尿病患者並沒有一個理想的碳水化合物、蛋白質和脂肪的熱量來源比例；營養素的分配應根據總熱量攝入和代謝控制目標進行個體化評估。糖尿病患者或有糖尿病風險的患者，應該避免含糖飲料的攝入，以控制體重和減少心血管疾病及脂肪肝的風險，而且應減少含蔗糖食物，以更健康、營養豐富的食物取代蔗糖食物。

ADA 建議，富含單不飽和脂肪酸和多不飽和脂肪酸的地中海式飲食結構，可能對血糖控制和心血管危險因素有益，沒有明確的證據支持對不缺乏的患者飲食補充維生素、礦物質、中草藥或香料，而且長期攝入抗氧化劑如維生素 E、維生素 C 和胡蘿蔔素可能存在安全性問題。

飲酒可能增加糖尿病患者低血糖的風險，尤其是應用胰島素或促胰島素分泌劑的患者。

（三）中醫的食療觀

從中醫角度來看，所謂「五穀雜糧」都是植物的種子。小小的種子埋在土裡，第二年春天它發芽、成長、壯大，最終成長為完備的植物，說明種子裡面具備旺盛的生命力，濃縮了植物所有的精華，具足完備的四季之氣，升降浮沉四氣均平。氣平以養生，因此我們祖先有智慧，將之定為主食，有其深刻內涵！如果單純從營養學、化學角度來看，無法理解種子的「生命力」。打個比方，將一片化學成分與一顆小麥種子完全一樣的營養片埋在土裡，澆水施肥，一萬年也不會發芽。為什麼？是因為營養藥片沒有「生機」，也就是沒有生命力。因此中國祖先在觀察天地自然法則的時候，會把「生命力」考慮進來，稱之為「生機」或「陽氣」。也就是說，我們吃主食的時候，不僅吃了各種化學營養物質，還吃糧食的「陽氣」。因此中醫有五穀為養的說法。《素問·藏氣法時論篇第二十二》中提出：「五穀為養⋯⋯氣味合而服之，以補精益氣。」故五穀雜糧吃的多，補藥就吃的少。

適當的油、鹽，限糖、清淡飲食，多吃粗糧，飲食均衡，這是所有人的飲食原則。**飲食得當，既能補氣養血，又能防病治病，這對合併有周邊血管疾病的糖尿病患者尤為重要。**因為進食過多的肉類和動物脂肪，以及高鹽飲食，易導致動脈粥樣硬化，發生心、腦、腎、肢體血管疾病等。建議多食用植物蛋白（黃豆、黑豆、綠豆、赤豆）和魚類，多吃新鮮青菜等。主食細糧和雜糧（小米、玉米等）都要吃，但不可過量、過飽，避免身體肥胖。食療是七分養的醫學，無立竿見影的功效，靠的是日積月累，故應自幼養成飲食均衡、適當攝食的良好習慣。

食療是中醫養身治病的手段，古人云：「胃以喜為補」，所以要心情愉悅地進食。根據五行學說，中醫的五味有辛、酸、甘、苦、鹹，其五行對應為金、木、土、火、水，五味分別入肺、肝、脾、心、腎，因五味入五臟直接影響了臟腑機能，所以每個人都應該按照自己的體質與當下的身體狀況，適當食用五味食物。因五行有相生相剋，倘若五味過量則會傷了其相剋之臟腑，辛味過則傷肝，酸味過則傷脾，甘味過則傷腎，苦味過則傷肺，鹹味過則傷心，每種食物都有自己的氣味偏性，或偏寒，或偏溫，或偏酸澀，或偏辛熱，食療的原則是用食物的偏性來糾正疾病本身造成人體的偏盛偏衰，以期達到平衡的目的。

（四）限食療法

在科學期刊《細胞代謝（Cell Metabolism）》雜誌上曾刊載以每天 500 至 800 大卡，極低的卡路里飲食（Very Low Caloric Diet, VLCD），在 3 天內能夠快速降低血糖。

極低的卡路里飲食降低血糖的作用機轉是：

1. 減少乳酸和胺基酸轉化為葡萄糖；
2. 降低肝醣轉化為葡萄糖的速度；
3. 降低脂肪含量，這反過來，改善了肝臟對胰島素的回應。

對極低的卡路里飲食持反對意見的美國杜克大學的韋斯特曼（Westman）教授說：「飢餓是減重計畫的喪鐘。一套低脂、低卡的飲食根本行不通。」因為當這套過程重複時，我們的細胞對胰島素的抵抗增加，使我們增加更多體重，又接著導致胰島素阻抗再增加，進入惡性循環。

然而不是所有專家都同意韋斯特曼教授的觀點，故目前科學界對低熱量飲食仍有爭議。**雖然極低的卡路里飲食，能快速改善糖尿病，但該研究未追蹤後續實驗者的血糖變化，且極低的卡路里飲食會減緩新陳代謝速率。**

降低血糖需掌握中庸之道，過度限制飲食，長期熱量攝取不足、營養不良，過度消瘦有低血糖風險（低血糖的症狀是：心慌、手抖、出虛汗、乏力、飢餓感等，血糖低於 70mg/dl 或 3.9mmol/L），過度

限制飲食，病患不敢吃飽飯，影響生活品質，一旦食欲無法壓抑，會有暴食之反彈，致血糖飆升，血糖的起伏幅度過大，血管承受的氧化壓力亦大，而氧化壓力是糖尿病各種併發症的共同原因。

（五）素食療法

　　徐嘉博士於 2017 年 4 月 18 日在網路公佈了一場演講，其原始標題是：「糖尿病就是一個可逆轉的疾病！只要你調整飲食。」徐嘉博士是美國責任醫師協會（Physician Committee for Responsible Medicine, PCRM）臨床營養學研究專家、美國約翰霍普金斯大學醫學院生理學博士、博士後研究員。責任醫師協會是美國的一個公益組織，成立於 1985 年，大約有 15 萬的會員。協會的主要使命是推廣預防醫學，尤其是透過飲食和營養來逆轉防治慢性病和亞健康的狀態。徐嘉博士是一個純素食者，不吃魚、蝦、肉、蛋、奶等任何一種動物的食物已經有 20 多年了。

　　徐嘉博士提供一個 1994 年 12 月發表在《糖尿病照顧（Diabetes care）》第 17 卷 12 期的報告，197 位原本須口服糖尿病藥物的患者，他們的醫生沒有讓他們吃藥，而是讓他們進行低脂純素飲食，再加上每天一點點的鍛練（步行）。結果經過了 26 天，需要口服糖尿病藥物的患者下降到 57 人，短短的 26 天，逆轉率達到了 71%，證明了糖尿病就是一個可逆轉的疾病（圖 26）。（可進一步參考徐嘉博士的著作《非藥而癒》，原水文化出版）

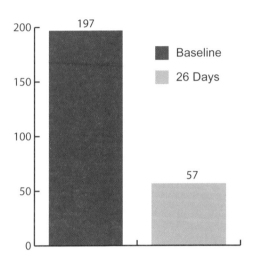

圖 26　低脂純素及步行 26 天，糖尿病逆轉率 71%

　　徐嘉博士認為不處理高血糖的源頭，只處理高血糖是徒勞無功的，他舉例，如果水龍頭流出來的水弄濕了地板，但拖地的人不去關水龍頭，地永遠都拖不乾。實際上很多醫生都是在做拖地的工作，沒有把水龍頭即疾病的源頭找到，所以糖尿病在控制血糖、心臟病在控制血脂，都在控制而已，想要治療、逆轉這些疾病必須要從它的根源來著手。

（六）辟穀（斷食）療法

　　辟穀是源自道家養生中的「不食五穀」，是道教中的道士用來修身的一種方法。辟穀因方式的不同，可分為服氣辟穀和服藥辟穀兩種。服氣辟穀是指在辟穀期間，不吃任何食物、只喝水，而為了減少

飢餓感，有的人會搭配太極、瑜伽、禪定等方式來調節氣脈。服藥辟穀則是不吃主食（五穀），但會攝取堅果、中草藥、紅棗等食物，對身體機能進行調節。

辟穀有減肥、改善肌膚、清空宿便、排除體內的毒素、改善睡眠品質、清晰思路等作用。

辟穀在中國雖已有千年歷史，但我們知其然，未究其所以然，日本生物學家大隅良典用實驗闡明了「辟穀斷食」的「細胞自噬」（Autophagy，或稱自體吞噬）理論的分子生物學機制，並開拓細胞自噬的生理功能研究，獲得 2016 年諾貝爾醫學獎。「細胞自噬」理論是指細胞在飢餓、缺乏營養和能量供給的時候，為對應生存的壓力時，可透過降解自身非必需成分或無用或有害物質以提供自己生存需要的營養和能量，從而維持生命。相應地，自噬作用也可能降解潛在的毒性蛋白等體內多餘的垃圾物質，來阻止細胞被毒素損傷，或是因此而阻止細胞的凋亡進程，因此自噬理論可應用於治療阿茲海默症、各種慢性病，抗衰老等。自噬理論的關鍵是「細胞飢餓」，而「辟穀斷食」是自噬理論的主要途徑！

生活方式干預是治療代謝症候群的最基本方法，辟穀療法作為一種特殊的生活方式干預措施，**糖尿病患進行辟穀需要有專業的辟穀導師與有經驗的醫務人員共同協助**，這樣既安全又有效。惟目前市場有許多辟穀的迷思與亂象，**大病初癒、嚴重虛弱者**，及嚴重肝腎功能不全者皆不適合辟穀。

(七) 糖尿病食療的原則

1. 飲食適量，注意飲食順序

- 用餐最好 6 至 7 分飽，不要撐飽！
- 吃的時候**細嚼慢嚥**，可以避免飯後血糖升得太快。
- **進食順序**方面，腸胃消化功能好的人，應先吃蛋白質食物，如豆、蛋、魚、肉等，次吃青菜，最後吃主食，血糖不易升太快；腸胃消化功能不好的人，可先吃青菜，次吃蛋白質食物，最後吃主食，可以減緩血糖的上升。

2. 聰明選食材，攝取營養同時也有利排除體內廢棄物

- 避免高 GI 食物，以免血糖上升太快。
- **蔬果必須占 70% 的比例**：人類的牙齒結構和腸道的長度，在生理結構上屬於「素食科」動物，因此人類的消化道有利於消化吸收五穀和蔬果類食物，而不利於消化吸收肉類食物。蔬果類食物中含有大量的活性酵素，有利於分解代謝體內的毒素，是最自然的身體清潔劑。
- **攝取纖維含量豐富的食物**：纖維素增加糞便的實體量、促進腸道蠕動，同時纖維素是腸道中近 10 兆微生物菌群的食物，對排除毒素至關重要。
- **選食天然的降血糖食物**：有些天然食材有降血糖效果，例如苦瓜、山藥、秋葵、芹菜、海帶等均有「天然的降糖藥」之美譽。苦瓜中的苦瓜皂甙有降糖機理，益腎利尿的效果也非常好，山苦瓜更

被譽為臺灣國寶，是糖尿病患者理想的食品，但苦瓜偏涼，體質虛寒者慎用。中醫認為山藥有補脾、肺、腎、益氣、養陰的功效；現代醫學認為山藥含有豐富的澱粉酶、脂肪、蛋白質、多種維生素等，具有降血糖及血脂、增強免疫力、抗衰老等作用。秋葵含有可溶性纖維素，可以促進胃腸道蠕動，阻止膽固醇吸收，因此有降脂、通便的作用，亦有助於減肥；秋葵含有的黏液蛋白可以保護胃腸道，對控制血糖、血脂有一定作用。

● **慎選火鍋料**：現代人的餐飲口味越來越重，一年四季皆麻辣，與麻辣的絕配是火鍋，因而麻辣火鍋的招牌在大街與巷弄中招展，必須特別提醒糖尿病患慎選火鍋料，才能維持血糖平穩。例如應忌辛、辣、溫、補及肥、甘、滋、膩的湯底及食材，選用低升糖指數的食物為宜。

3. 適當飲水，不可因為怕多尿而不敢飲水

營養物質的消化吸收以及毒素的排泄，都是在水解狀態進行的，飲水的重要性不言而喻。正確且有效的飲水是養生、祛病的關鍵，對代謝紊亂的糖尿病患更為重要。**糖尿病人應養成「定時、少量、多次飲水，不渴也飲」的好習慣**，忌含糖飲品。睡前半小時不喝水可避免眼皮浮腫、半夜常跑廁所，影響睡眠品質。睡醒後宜喝一杯溫開水降低血液黏稠度，可減少糖尿病併發症的形成，如果活動量大，出汗多或高溫的夏天，應該再額外補充水分。

4. 補充富含維生素的食物，並慎選食用油

維生素 C 及維生素 E 是強力抗氧化劑，可減少體內自由基，維持體內氧化還原的平衡。

富含維生素 C 的食物有奇異果、柑橘等水果，以及青椒、苦瓜等蔬菜；富含維生素 E 的食物有如核桃、榛子、杏仁等堅果；但二者均不可過量。

2017 年 10 月 11 日，發表在《刺胳針》的糖尿病與內分泌學（The Lancet Diabetes & Endocrinology）上的一項研究發現，吃富含 Omega-6 多元不飽和脂肪的食品（大豆、葵花籽油和堅果等），可以顯著降低患 2 型糖尿病的風險，但不宜過食，因 Omega-3、Omega-6 在身體需維持一定比值。

5. 補充富含礦物質的食物

- 硒：如魷魚、海參、帶魚等海產。
- 鎂：如蓮子、黑米、海帶、綠豆、紫菜等。
- 鈣：如蝦皮、豆腐、燕麥、蕨菜等。

6. 飲食禁忌

- 不品濃茶、咖啡：濃茶中茶多酚、鞣酸、咖啡因等，過量不僅會影響血糖穩定、引起失眠，還會帶走身體中大部分的維生素 B_1，使人食欲不振、神經過敏、易感疲勞等。不宜飲用咖啡，也是同理。

●**不嘗辛辣食物**：辛辣、發散的食物易引發視網膜出血，血管擴張，尤其在視網膜出血階段，不宜食用辣椒、蔥、蒜等辛辣食物。

7. 針對眼睛的營養

　　如果糖尿病患者的血糖得不到有效控制，就容易誘發眼部併發症。糖尿病視網膜病變是一種主要的致盲疾病，幾乎所有的眼病都可能發生在糖尿病患者身上。如眼底血管瘤、眼底出血、淚囊炎、青光眼、白內障、玻璃體渾濁、視神經萎縮、黃斑變性、視網膜脫落，而且糖尿病患者發生這些眼病的機率明顯高於非糖尿病人群。

●**補充牛磺酸**：在人類的視網膜中存在大量的牛磺酸，它能促進視網膜的發育並保護視網膜，利於視覺感受器發育，改善視覺功能，對於預防糖尿病性眼病有著重要意義。海魚、貝類、蝦、牡蠣、蛤蜊等，魚類中的青花魚、沙丁魚等牛磺酸含量很豐富，適當的攝取有助於補充牛磺酸。

●**補充葉黃素**：葉黃素能顯著提高血管抵抗力，讓眼睛得到充足的血液供應，防止自由基和眼睛膠原蛋白結合造成的損害，從而提高糖尿病性眼病的治療率，幫助改善、恢復因此導致的視力喪失。葉黃素多存在於天然的深綠色和黃色蔬菜瓜果中，如胡蘿蔔、南瓜、玉米、菠菜、花椰菜、奇異果等。

(八)認識食物的升糖指數

得了糖尿病,控制血糖為首要任務,飲食控制是根本,我們可以透過食物血糖生成指數(Glycemic Index, GI)來幫助選擇適當的食物。升糖指數,是指食物對增加血糖快慢的影響力。以食用 100 公克葡萄糖後 2 小時內的血糖增加值為基準(GI 值 =100),吃某食物血糖增加值與基準比較得到的數值即為此食物的升糖指數。食物的升糖指數(GI 值)分為三個等級,即低血糖生成指數食物、中血糖生成指數食物、高血糖生成指數食物。GI 數值越高,升高血糖的速度越快!

每種食物升高血糖的能力不僅由食物 GI 值決定,還與食物數量有關,故低 GI 食物仍不可過食。

GI < 55% 的食物,稱為低血糖生成指數食物,它在胃腸停留時間長,緩慢釋放糖分,餐後血糖峰值較低。55%≤GI≤70% 的食物,稱為中血糖生成指數食物,餐後血糖峰值介於低血糖生成指數食物和高血糖生成指數食物之間。GI > 70% 的食物,稱為高血糖生成指數食物,它進入胃腸後消化速度快,吸收完全,餐後血糖峰值高。

隨著營養醫學的發展,目前已經公布了 565 種常見食物的升糖指數,糖友很難記憶各食物的升糖速度,一般而言,**食物的纖維含量越高、食物越保持原型、越少加工,食物的烹調越簡單,升糖越慢**,即自然的食材與簡單的烹調升糖較慢。食物的升糖指數可以在網路上查詢。

三 營養補充劑療法

　　人類需要不斷地從外界環境中攝取食物，以獲得活動所需的營養物質，這些營養物質被稱為「營養素」。其中不能在體內合成，而必需從食物中獲得的營養素，被稱為「必需營養素」。這些營養素在體內有三大功用：1. 供給能量；2. 構成和修復身體組織；3. 調節身體機能。營養素是健康的基礎物質，是健康之本。有專家表示：慢性病的致病因素中 60% 都涉及營養問題。顯然，合理的飲食方式在保持人體健康中起著非常重要的作用，但是實行起來不那麼容易。現代社會的種種變化，讓人們難於獲取豐富且均衡的飲食，致人體所需的營養素不均衡，影響機體的代謝，久而久之產生慢性病。

（一）現代人的飲食問題

1. 食物中的營養價值大幅下降

　　傳統的農耕方式因為長期大量的過度使用化學肥料及農藥來提升農產品產量，導致土壤酸化、鹽化及地力衰退，尤其是土壤裡的礦物成分減少，農作物的營養密度下降，此外，蔬果為了長途運輸提早採收，在欉黃已難得看到，降低了在植株上吸收養分的時間，而人類需要的微量元素是來自蔬果由土壤中汲取的養分，土壤耗竭與肥胖、慢性病之間的關係，已經有一些學者開始研究。

土壤耗竭直接導致食物的營養價值急劇下降，比較日本第四版（1982 年）、第五版（2000 年）《食品標準成分表》中每 100 克各類蔬果維生素 C 的變化如下：

下降幅度 2% 至 53%，除維生素 C 以外，維生素 A、鐵、鈣等營養物質的含量也在下滑。1982 至 2000 年各種蔬果維生素 C 含量比較如表 4。

表 4 1982 至 2000 年各種蔬果維生素 C 含量比較表

蔬果名稱	1982 年 維生素 C（mg）	2000 年 維生素 C（mg）	下降 %
胡蘿蔔	7	4	42
菠菜	65	35	46
番茄	20	15	25
甘藍	160	120	25
小白菜	29	24	17
白蘿蔔	15	12	2
豆芽	16	8	50
荷蘭芹	200	120	40
苦瓜	120	76	37
韭菜	25	19	24
燈籠椒	90	57	37
紫蘇	55	26	53

以 100 克菠菜為例，由 1950 年開始比較，下降差距更大，如表 5。

表 5 歷年菠菜維生素 C 及鐵含量比較表

菠菜	1950 年（mg）	1982 年（mg）	2000 年（mg）	下降 %
維生素 C	150	65	35	77
鐵	13	3.7	2.7	79

根據衛生福利部食品藥物管理署公布之 2017 版臺灣食品成分資料庫，100 公克菠菜中維生素 C 的含量 12.1 毫克、鐵的含量 2.9 毫克。

《英國食物雜誌》對英國 1930 年至 1980 年期間營養成分資料進行的類似研究，發現 20 種蔬菜中平均鈣含量下降了 19%；鐵下降了 22%；磷下降了 14%。另外一項研究結論，現在要吃 8 個橘子才能獲得我們的祖輩吃一個橘子同樣多的維生素 A，且蘋果已喪失其 80% 的維生素 C。

美國的農業研究機構發現，從 1930 年至 1980 年間，蔬果鈣、鐵、鉀含量下降均超過 14% 至 20%。

美國德克薩斯大學教授戴維斯（Dr. Davis）的團隊研究了美國農業部 1950 年至 1999 年 43 種不同的蔬菜與水果的營養，並於 2004 年 12 月發表在《美國營養學院》雜誌中，指出過去半世紀以來這些蔬果的蛋白質、鈣、磷、鐵、維生素 B_2 與維生素 C 下降了 5% 至 40% 不等。

2003 年發表在《營養與健康》期刊的研究，比較 1940 年至 1991 年間，27 種蔬菜、17 種水果、10 種肉類及乳製品，發現在 50 年間肉類的鎂下降 10%、銅下降 10%、鐵下降 47%、乳品鐵下降 47%，蔬果的多種營養成分也都有顯著降低，在礦物質等微量元素上有明顯的下降。

2014 年美國生物數學家伊拉克利・洛拉澤（Irakli Loladze）發表他 15 年來收集橫跨 30 年的 15,000 個樣本，證實植物中的鈣、鎂、鉀、鋅和鐵含量平均下跌 8%，取而代之的是碳水化合物，哈佛大學賽繆爾・邁爾斯（Samuel Myers）教授於《自然》期刊發表論文（Increasing CO_2 threatens human nutrition）反應日本、澳洲和美國所產農作物在過去 50 至 70 年來，植物生產的碳水化合物達到新高，高到足以稀釋食物鏈中其他原有的營養，例如花椰菜、番茄、小麥等所含的礦物質、維生素及蛋白質含量逐年下降。在空氣中高二氧化碳水平下，農產品的鈣、鉀、鋅和鐵的含量平均下降 8%，在小麥和大米中，蛋白質水平則分別下降 6% 至 8%。過度的碳排放導致地球暖化，不僅使全球氣候異常、海水上升，可能正逐漸掏空人類食物所含的蛋白質、礦物質。

考古生物學家也發現，菠菜化石中富含鈣質，所以古人沒有骨質疏鬆的問題，骨質疏鬆是近 80 至 100 年才出現的健康問題。

僅僅半個世紀，食物中所含營養素大幅度的流失，若人類要由一般食材中獲得充裕的營養素，食材的消耗至少要增加十幾倍，在實際飲食中根本不可能做到。

2. 生產方式的改變

糧食精加工導致其中的維生素、礦物質大量流失。大量的食品添加物，使食物只養你口，不養你身。非當季、非當地的食物，吃的是排場、口感，絕少營養價值卻留給身體更多毒素。

3. 環境惡化導致營養素消耗增加

環境惡化會使一些有害物質損害人體，如空氣汙染、水質汙染等，近來證實 PM2.5 也會影響糖尿病。當這些有害物質損害人體時，體內首先啟動免疫系統來保護身體，免疫系統需要非常精確平衡的營養供應，而抵抗有害物質會大量消耗這些營養。為了免疫系統能繼續保持強大的抵抗力量，需要更多的營養素供應。但是，在前面已講到，現在食物裡營養已經大幅下降，這一正一反的差別就使現實生活中人體的營養素攝入愈發不足與不均衡，問題的嚴重性可由兒童過敏盛行率、慢性病及癌症盛行率不斷攀升窺知一二。

4. 不良生活方式加劇營養失衡

美國曾有雜誌發表系列漫畫，反映了從猿人變成直立的人，形成一個壯健的身體，又逐漸退步成一個肥胖臃腫的身材，這就是人的體能衰減的真實寫照。例如為求可口不求健康，攝取過多的熱量、脂肪、鹽等，還有熬夜、抽菸、酗酒。這些不良的生活方式加劇了營養失衡，也使得越來越多的疾病急劇增長。

5. 心理因素

　　現代社會節奏快、競爭激烈、生活及工作壓力大、社會關係複雜等，會消耗更多體能，因此需更多的營養素來支撐，惟身體並未得到應有的營養素，反得到毒與堵，導致一系列的身心疾病產生。

　　透過以上幾點可以看出，身體需要強大的力量來抵抗外來的攻擊，但是食物營養的大幅流失、不良的生活方式加劇了營養的不平衡，我們從食物中獲得全面的營養來增強機體對抗疾病的機會已微乎其微。無奈之餘，我們不得不每天補充高品質的系統性的營養補充品，來重建身體的基本營養需求與平衡，以謀求身體的康健。

　　當然，營養補充品只是提供人體細胞所需要的營養，以此來供應能源或修復細胞，使細胞恢復原有的功能。可損傷修復了，細胞的新陳代謝、生長發育仍需營養供給，更何況不良的行為習慣、飲食生活方式、環境的變化會無時無刻對細胞進行攻擊和破壞，所以仍需防禦性和保護性的營養供給。

　　由於營養醫學的快速發展，醫界與一般民眾已認知到：**營養治療將是解決慢性病的關鍵！營養治療的目的就是修復細胞，將疾病扼殺在萌芽中！**

　　雖然現代的農產品所含營養素大幅減少，幸運的是，現代生物科技發達，營養補充劑（Dietary supplement）五花八門，可補飲食不均衡，部分營養素不足的缺憾。惟水足以載舟亦足以覆舟，正確的選擇

適當的營養補充劑至關重要。

自然醫學常常談到人人都有與生俱來的「自癒力」，人體既然擁有自我修復的能力，為什麼糖尿病或其他慢性病並沒有自我痊癒而症狀消除呢？因為人體的毒、堵、亂阻礙自癒力的發揮，另一方面營養素的缺乏或不均衡，亦使自癒力無法發揮。

雷・斯特蘭德（Ray D. Strand）醫生有 18 年的營養醫學經驗，著有《別讓不懂營養學的醫生害了你（What Your Doctor Doesn’t Know about Nutritional Medicine）》。他認為現代的慢性病（糖尿病、高血壓、高血脂等）多源於人類對科技的應用而使身體過勞超出體能的負荷，如過食、熬夜、電磁波暴露過多等。

斯特蘭德醫生行醫多年的臨床經驗得到結論是：「重新掌控自己的健康最佳的方式便是三合一的健康生活模式，當中包括健康飲食、適當運動及適當使用營養補充品。三合一健康生活模式，是促使身體有機會自然修復免疫系統、回復自我修復系統及抗氧化防禦機能進入最佳狀態的最有效方法。」這種自我修復至少需要最 6 個月的時間才能重建身體自然的抵抗力，故要持之以恆地實行最少 6 個月。當病人的健康有顯著的改進時，可與醫師討論減藥或停藥。

未來健康問題與風險的解藥，不是全靠藥物，而是靠植物營養素。「藥物有極限，營養是關鍵」是營養醫學的基本理念，21 世紀對「植化素」修護細胞及提升自癒力的重要發現，使營養醫學更受重視。美國糖尿病協會（ADA）制定 2018 版糖尿病診療標準，建議所

有 1 型糖尿病、2 型糖尿病、妊娠糖尿病患者均應接受由註冊營養師制定的個體化的醫學營養治療（Medicine Nutrition Therapy, MNT）。

（二）營養醫學對 2 型糖尿病的飲食療法

營養醫學並非直接針對疾病，而是提升機體的自癒力，提高身體的健康狀態就有間接療癒疾病的功能。營養醫學是在給予身體足夠的營養支援，讓機體有能力因應現在所面對的疾病，並逐漸擊退病魔。**營養補充劑療法亦是糖尿病治療的「扶正之法」。**如果糖尿病及糖尿病併發症，並未發展到不可逆的階段，患者不想終生服藥或打胰島素，就必須學習如何透過一個積極的營養補充計畫，來改善並加強自身天然的防禦系統，就有機會根治。

1. 抗氧化問題

糖尿病人除了積極的營養補充計畫之外，尚需重視抗氧化問題，氧化所產生的自由基（free radical）會損傷細胞。自由基是具有一個或多個未配對電子的原子或分子，由於極不穩定，容易與蛋白質、脂質、碳氫化合物作用，進而攻擊染色體（DNA），使細胞產生變化，自由基是導致各種慢性病、癌症甚至老化的主要原因。

體內的自由基活性大都來自氧自由基，如氫氧自由基（OH^-）、過氧化氫（H_2O_2）、過氧離子（O_2^{2-}）等。這些含氧的產物或中間產物都有很大的化學活性（又稱為活性氧）；本身具有強烈的氧化作用，會

給組織細胞帶來氧化壓力，破壞身體的細胞膜、血管壁、蛋白質和基因。患有臨床前期糖尿病或者葡萄糖耐受異常的病人，其體內抗氧化劑明顯不足，當氧化壓力顯著增加時，會導致身體抗氧化的抵禦系統被耗盡，引致併發症的出現或惡化，在傳統的胰島素療法中加入抗氧化補充品，能幫助阻止這些併發症。

老化、疾病與自由基及體內抗氧化能力，是有著密不可分的關係，除衰老的過程是受遺傳基因和環境因素的影響外，飲食攝取是極為重要的一環，合理的營養有助於延緩化老化，而營養不良或過剩則有可能加速衰老的過程。只吃食物不吃食品（如吃魚不吃魚丸），避免高溫處理（煎炸烘烤）及長時間處理的食物，可以減少體內自由基的產生；補充抗氧化物主要的作用是協助人體將過多的自由基清除，補充抗氧化物宜選擇天然、綜合、完整的抗氧化配方才能有效清除自由基，並有延緩老化、預防疾病的效果。

最重要的是糖尿病患必須明白健康的飲食是結合優質的低升糖碳水化合物、優質脂肪及優質蛋白質及額外補充有效的抗氧化劑的必要性，強化的抗氧化劑是讓細胞擁有基本的營養最理想的方法，在下節細胞營養的基礎補充會進一步說明。

2. 細胞營養的補充

細胞營養學對糖尿病的建議分為細胞營養的基礎補充及細胞營養的優化補充二部分。

❶ 細胞營養的基礎補充

　　罹患慢性退化疾病或者會產生大量自由基的疾病的病人比健康人承受更大的氧化壓力，所以，需額外補充有效的抗氧化劑及抗氧化礦物質，作為營養補充品，讓糖尿病患有更佳的機會控制氧化壓力。抗氧化劑為細胞提供清除自由基，協助抗氧化系統所需的酵素；礦物質膠囊為細胞提供抗氧化系統所需的輔助因子。為了達到理想的吸收效果，一般建議在早餐及晚餐時同時服用抗氧化劑膠囊及礦物質膠囊。每家營養產品公司所生產的膠囊所含有的確切份量都有所不同，然而營養品應該和食物一起服用，這樣會有較佳的吸收力及耐受性。建議凡是**選購營養補充劑時，盡量選取膠囊而非錠劑**，因為錠劑在藥廠打錠時多需添加賦形劑，身體攝取無用的賦形劑，會增加身體的負擔，惟膠囊亦需選購無色素非化學的，才不至於也增加身體負擔。

❷ 細胞營養的優化補充

　　細胞營養的基礎補充是營養醫學的必要因素，細胞營養的優化補充則是營養醫學的充分因素，有如愛情是婚姻的必要因素，金錢是婚姻的充分因素。必要因素，是一定要有的，但卻不完備，需有充分因素來穩固必要因素的成效。為了能穩固細胞營養的基礎補充之最佳效果，雷‧斯特蘭德醫生建議**可在抗氧化劑膠囊及礦物質膠囊附加額外的鈣／鎂膠囊及必需脂肪酸，如葡萄籽萃取物、輔酶 Q10、魚油膠囊**，消費者可從高質量的亞麻籽油或者符合藥品級的優質魚油膠囊中攝取額外的必需脂肪酸。

（三）補充維生素、礦物質

水溶性維生素、脂溶性維生素均應均衡攝取，若無法由食物中充裕攝取，則需額外補充。糖尿病患應特別留意維生素 C、維生素 E 的補充。

1. 維生素

❶ 維生素 C

各種慢性病、癌症、老化的共同元兇之一是自由基，自由基是代謝過程所產生的過氧化廢物，對抗自由基的利器就是抗氧化劑，維生素 C 是高效抗氧化劑，其功效如下：

● 維生素 C **參與人體多種荷爾蒙的合成**，例如多巴胺的合成，多巴胺分泌之多寡與帕金森氏症有密切關聯。

● 膠原蛋白除了影響皮膚的彈性，也影響血管壁的彈性及眼睛水晶體的彈性，維生素 C 是膠原蛋白合成過程中必要的輔酶。

● 維生素 C 是**參與腎上腺激素合成的元素之一**，腎上腺素是抗壓激素，人在壓力狀態時，體內會釋放出腎上腺素，故當壓力持續高漲時，體內維生素 C 的需求就會增加。

● 維生素 C 可強化白血球與淋巴球的活性，增強吞噬細菌的能力，提高人體的免疫球蛋白生成，提升免疫功能，因此吃維生素 C 能預防感冒。

● 維生素 C 可加速體內亞硝酸胺（一種致癌物質）的分解。

- 維生素 C 的高抗氧化功能，**會將空汙在人體內產生的自由基清除排出體外，保持血管內膜的彈性。**

- 維生素 C 促進脂肪酸的代謝，讓膽固醇、三酸甘油酯、血脂肪下降，進而維護心血管健康。故對糖尿病的血管病變和感染性疾病有一定預防作用。

- 維生素 C 的抗氧化作用，**可減少自由基對眼睛、腎臟及神經的傷害，**因此多吃含維生素 C 豐富的食物也是幫助糖尿病患者預防併發症。

根據衛福部的「每日營養素建議攝取量」（RDA）規定，每日維生素 C 的建議攝取量是 100 毫克、最高上限 2000 毫克，不須過量攝取，以免發生其他後遺症。若不能由蔬果中攝取而需服用補充劑時，建議空腹小劑量多次服用可提高維生素 C 的吸收率，避免浪費。

❷ 維生素 E

糖尿病患者血液中糖化血紅素增加的同時，為防止高糖毒血引起的傷害作用，維生素 E 的濃度也會隨之升高。當維生素 E 不足時，會使血管內皮細胞受損，加之低密度脂蛋白（LDL）在血管壁的氧化反應，就有可能損傷血管，進而引起心腦血管併發症。

2. 礦物質

不論微量礦物質（硒、鉻等）、巨量礦物質（鈣、鎂等），每一個人均應適量攝取，糖尿病人由於體內代謝障礙，造成多種微量元素的

異常，某些微量元素的缺乏會給胰島細胞帶來損害。由於糖尿病患者內分泌紊亂，一般正常人的礦物質供給量並不能滿足內分泌紊亂者之生理需求。因此，就必須攝入豐富的微量或巨量礦物質元素，以達到機體代謝的需要。

1 硒

　　硒，是人體所必需的微量礦物質之一。其對糖尿病人重要的主要原因是**硒具有與胰島素相似的作用，能激活胰島細胞正常工作，調節糖代謝的生理活性，進而降低糖化血紅素水平**，尤其對糖尿病的併發症（白內障、下肢浮腫、心血管病變等）有很好的控制作用；糖尿病人長期在高糖毒血的浸潤下，血管提早老化，硒可改善糖、脂肪等物質在血管壁上的沉積，因此能降低血液黏度、降低血脂、血壓，減少血栓形成、預防動脈硬化、冠心病、高血壓等併發症；肝臟損傷是胰臟功能缺損的前因，硒對防止肝臟病毒疾病、肝硬化、肝臟癌變、脂肪肝、酒精肝等有助益；此外硒可以促進抗氧化酵素的生成，人體抗氧化、清除有害物質（自由基）的作用必須靠抗氧化酵素來完成，而「硒」是製造多種抗氧化酵素的重要物質，人體中如果缺乏硒，這種抗氧化酵素的活性便會降低，而較易罹患一些因為自由基破壞細胞所造成的疾病，包括慢性病、癌症等。

　　硒被稱為人體所「必需的微量元素」，即人體無法自行製造，要靠食物來補充。一般來說，蛋白質含量越高的食物，含硒量也越高，例如海鮮、肉類、肝臟等，都是硒的最佳來源；植物性食物則以穀類、

豆類、洋蔥、大蒜等含量較多，而維他命 E 則可以幫助硒的吸收。攝取充足的硒可保證胰臟的正常功能，防止胰島細胞被破壞。

根據衛生福利部訂定的每日營養素建議攝取量，成人每天所需的硒是 50 微克（一微克等於百萬分之一公克），可說是極其微量。因此，飲食均衡者可從日常飲食中攝取足夠硒。補充量則依市售劑型約在每日 50 至 250 微克。 但硒也是一種有毒性的微量元素，過量攝取會出現噁心、腹瀉、虛弱、毛髮脫落、牙齒出現褐色斑點等中毒現象。

❷ 鎂

鎂是人體必需的巨量礦物質之一。根據實驗和流行病學的調查結果，鎂缺乏是糖尿病的危險因素之一，即血清鎂低者，發生糖尿病的機會較高。也有研究發現，糖尿病患者血液、頭髮中鎂的含量低於健康者，而尿液中鎂的濃度高於健康者。鎂元素的缺乏可能是糖尿病的病因之一，也可能是糖尿病患者機體代謝紊亂的結果，因此，鎂與糖尿病相互影響，互為因果。

鎂屬於細胞啟動劑，參與體內 300 多種酶的合成和酶促反應，因此鎂的缺乏必然引起相應酶的功能受損而影響糖代謝，其次，鎂作為輔酶可加強細胞膜上糖的運轉，促進糖酵解和葡萄糖的氧化磷酸化，使細胞對糖加以利用，進而產生能量，從而可以維持血糖的穩定，對糖尿病的發生與發展有重要影響。

鎂對胰島素的生物活性影響甚鉅，它維持「碳水化合物代謝酵

素」的正常作用，當細胞內鎂含量不足時，會降低胰島素受體的酪氨酸激酶（tyrosine kinase）的活性，並損壞胰島素訊息傳導路徑，使胰島素敏感度下降，導致胰島素阻抗。當胰島素阻抗出現後，細胞無法正常攝入葡萄糖及鎂，造成細胞內鎂含量更為下降之惡性循環。故**缺鎂會阻斷胰島素效應的發揮，導致胰島素的合成和分泌不足，因此鎂又被稱為「胰島素的第二信使」。**

鎂能夠修復或保護胰島 β 細胞的生物功能，提高胰島素受體的效用，同時減少胰島素阻抗，進而調節血糖、血脂以維持其正常水準。

有研究發現，血鎂是糖尿病視網膜病變的獨立影響因素。大血管研究發現血漿同型半胱氨酸與血鎂呈負相關，而高同型半胱氨酸血症與大血管動脈粥樣硬化呈正相關，因此糖尿病低鎂血症患者可能促發大血管併發症的出現。糖尿病患者血液和尿液中含糖量較高，引起高滲性利尿，導致鎂排出增加，即便在血清鎂很低的情況下，仍有鎂從尿液中排出。同時，糖尿病患者常伴有糖尿病腎病，引起腎小管對鎂的重吸收減弱，尿鎂排出增加。然而糖尿病患者的高胰島素血症和胰島素阻抗會使細胞攝取鎂的能力下降，從而導致機體鎂含量降低，這種排出增加、吸收降低的雙重效應使鎂在體內含量雪上加霜。

正常情況下，人體血鎂含量相對穩定，一般生化檢測不能靈敏地反映機體鎂的充足與否，即便機體細胞內缺鎂，血鎂也可能在正常值範圍內，因此，如果血鎂檢測值正常，並不能完全排除細胞不缺鎂。

增加鎂的攝入有利於降低糖尿病的患病風險，給糖尿病患者

提供鎂補充劑，有助於改善患者的高血糖狀況和胰島素阻抗。也有實驗發現，補充鎂可以改善 2 型糖尿病患者之葡萄糖耐量（glucose tolerance），並減少胰島素的用量。

根據國民健康署國人飲食營養素參考攝取量修訂第七版（DRIs-7），我國成年男性鎂的參考攝入量為 360 mg/d、女性 320mg/d。幾乎所有的食物都含有鎂，特別是杏仁、堅果類、乳製品、海鮮、芝麻、黑豆、香蕉、小麥胚芽、綠葉蔬菜、小米、燕麥、大麥等含量都很豐富，而且飲食中的鎂比較容易被機體吸收。肉類和動物內臟含鎂量也較多，但不建議攝食過多肉類和動物內臟。每 100 公克紫菜中含鎂 460 毫克，被喻為「鎂元素的寶庫」。加工食品容易導致鎂離子流失，應避免食用，現代土壤養分流失，使食物的含鎂量下降。

❸ 鈣

糖尿病患除了多吃、多喝、多尿、體重減少，「三多一少」的症狀外，也容易併發「一疏」，也就是骨質疏鬆症。美國、挪威與新加坡的研究發現，糖尿病患者其發生骨折的風險比一般人高，因此 **WHO 已將糖尿病列入續發性骨質疏鬆症的風險因子，同時視糖尿病為增加骨質疏鬆性骨折的危險因子。**

當人體持續在高血糖狀態時，大量葡萄糖會從尿液中排出的同時也將鈣、鎂等礦物質排出體外，血中持續低鈣、低鎂會使副甲狀腺在長期的刺激下，引起破骨細胞活性增強，骨中的鈣質因此進入血液，

易沉積在血管壁上，使血管失去彈性，加大了動脈粥樣硬化的風險，而胰島素缺乏或分泌不足時，也會影響骨質的形成和轉換，從而使骨密度下降，形成骨質疏鬆。

當血鈣持續降低時，可發生繼發性甲狀腺功能亢進，持續性過量分泌，易出現骨質疏鬆。而且當糖尿病併發腎功能損害時，會降低活性維生素 D 的合成，影響腸道對鈣質的吸收，因此加重了骨質疏鬆的情況。糖尿病患者因視力減退、神經病變等因素是跌倒、骨折的高風險群，因此，糖尿病骨質疏鬆的防治，首要便是要積極控制血糖，防止鈣質的流失，有效阻止骨量減少。並應攝取含鈣量高的食物，如牛奶、芝麻、小魚干，或服用維生素 D、鈣片等，以補充鈣質。另外，**戶外運動不僅有助於血糖的控制，還可促進鈣的吸收，保持體內的骨鈣量**。糖尿病患者也須注意定期測量血鈣、尿鈣及骨密度，做到早發現、早處理。只有及早預防，方能降低糖尿病患者發生骨質疏鬆症的風險。

4 鋅

鋅是胰島素組成成分，胰島素分泌時會消耗鋅，體內缺鋅能使胰島素分泌減少，糖尿病人血鋅值明顯下降，在糖尿病的治療中，鋅扮演相當重要的角色。**鋅有助於改善糖尿病人的脂質代謝，減少糖尿病人心血管疾病併發症的發生率。鋅對於糖尿病人腎功能有改善的作用，適度補充鋅對於傷口癒合及促進免疫系統的健康有正面的幫助。**所以，補鋅是糖尿病綜合治療措施之一。鋅的每天需求量，成年男性

為 15 毫克，女性為 12 毫克。富含鋅的食物來源除牡蠣之外，還有小麥胚芽、啤酒酵母和蛋等。鋅的化合物也有很多種，除了葡萄糖鋅，還有硫酸鋅，但是這些化合物的吸收率不如酵母鋅，因為酵母鋅經過酵母菌的有機轉換，生物利用率可高達 70%。

5 鉻

鉻是在醣類、脂質、蛋白質代謝過程中均必需的微量元素。鉻能維持醣類的正常代謝，有穩定血糖、增加能量供應的作用，鉻是胰島素執行功能時的伴隨因子，可以增加胰島素受體的數目，增強肝臟、肌肉、脂肪組織的葡萄糖運輸。有研究顯示，血清、毛髮或指甲中的鉻含量下降，與糖尿病的發生有顯著的相關性，因為糖尿病病人會從尿液中流失鉻，同時，鉻缺乏還可使動脈粥樣硬化發生率增加。三價鉻可與菸酸形成具有生物活性的有機複合物，能增加身體內對葡萄糖的耐受量，進而提高胰島素的品質，增加胰島素受體數目，促進胰島素發揮最大的生物效應，以維持或調節血糖水準。含鉻豐富的食物有糙米、酵母、乳製品、豆類、香菇、雞肉等。

市售的鉻產品，最常見的就是三價鉻，例如三氯化鉻，宣傳可以降血糖的奶粉就是含三價鉻；但是吸收最好的是比啶甲酸鉻（Chromium picolinate），其體內吸收率是三氯化鉻的 16 倍。

6 錳

　　錳是人體必需的微量元素，在人體中的含量僅為 12 至 20 毫克，但是在維持人體健康方面卻發揮著重要作用，**錳是多種酶的啟動劑，人體細胞的增殖和分化過程必須有鋅離子和錳離子的參與才能進行。**人體細胞合成的超氧物歧化酶（SOD），必須與鋅、錳、銅、鐵金屬元素結合才能發揮清除自由基的能力。錳還參與中樞神經介質的傳遞及中樞神經細胞的能量供應；錳參與人體蛋白質的代謝，提高蛋白質在人體內的吸收利用及促進膽固醇在人體內的合成；錳具有啟動體內的多糖聚合酶和半乳糖轉移酶的作用，可維持正常的糖代謝和脂肪代謝。此外，錳還能刺激免疫細胞增殖，增強人體的免疫力。長期缺錳可使胰島素合成降低，葡萄糖不能正常利用，胰島細胞內超氧化物歧化酶活性降低，導致糖的代謝障礙，引發糖尿病。在臨床上發現糖尿病人的血錳值顯著較低。普通人的飲食中，錳的需要量為每天 4 至 9 毫克，食品中缺乏錳，就會出現反應遲鈍及智力減退等現象。研究證實，以細糧、精加工食品和乳製品為主的老年人體內錳含量偏低，患皮膚搔癢症的比率偏高。

　　錳元素在食物中分佈較廣，只要在飲食中稍加留意就能滿足需要。全穀粒（大麥和高粱等）、糙米、米糠、香料（八角、茴香、肉桂、乾薑）、核桃、麥芽、芝麻、茶葉、花生、土豆、大豆、向日葵籽、小麥粉、黑木耳、木耳等皆是錳的良好來源。

（四）補充酵素、益生菌、纖維素

1. 酵素

我們每天吃的食物，主要是分子較大的蛋白質、脂肪、醣（糖）類等，這些大分子要想被人體吸收，必須分解成小分子，而這個「分解」的過程就是消化。食物被消化分解的生化反應是被酵素觸發的。例如吃一隻雞腿，不會長雞腿在自己身上，就是雞肉大分子的蛋白質在酵素的催化下，分解為小分子的胺基酸，胺基酸重新排列組合，長出來的就是人肉而非雞肉，因此酵素啟動了細胞的活力，使細胞展現出各種生命現象。

酵素是細胞中各種酶或輔酶（enzyme/co-enzyme）的通稱，酶是一種生物催化劑（biological catalyst），只存在於動物、植物及微生物的活組織中，掌控人體氧化、還原、分解、合成、轉化等所有生化反應，日本濱松醫科大學教授藤本大三郎在《人類為什麼老化》中指出：生命的一切活動都是在酵素的作用下運作的，沒有酵素人就不能生存！因為一旦失去酵素，攝食的食物不會轉化為營養，而是成為垃圾與毒素。

人與生具備消化酵素與代謝酵素，二者合稱為酵素潛能或潛在酵素（potential enzyme），潛在酵素的多寡及其活性的強弱直接影響機體的生化反應，間接影響健康狀態。過食讓酵素快速消耗，人吃熟食，食物加熱到攝氏 48 度以上，酵素就被破壞，因此無法由外界熟食補充酵素，與此同時，隨著年齡的增加，人體內合成酵素的能力逐漸減弱，兒童體內酵素有 85% 以上，青年體內酵素 70% 以上，中年體內酵素 50% 左右，老年體內酵素 30% 以下，酵素的減少使人體開始老

化！吃進去的食物越來越難消化、廢物越來越難排出，就會在體內呈現毒、堵、亂的現象，進而機體功能缺損、器質損傷出現，各種疾病滋生！

食物酵素（消化酵素）有分解蛋白質的蛋白酶、分解澱粉的澱粉酶，分解脂肪的脂肪酶，分解纖維的纖維酶四類，各種酵素的通力協作，吃下去的食物才能更好地被消化吸收，轉化為營養、組裝成肌肉或轉化為能量。

生命的長短，與有機體消耗酵素潛能的速率成反比。**補充食物酵素就能節省酵素潛能的消耗，補充酵素被認為是藥物治療之外的第二條新路。**研究發現，數千種慢性病與酵素缺乏有關，酵素正逐步代替某些藥物被使用，主要是針對清除血液殘毒、調理內分泌、促進新陳代謝等功效，用於調理各種慢性疾病，如糖尿病、痛風、脂肪肝、高血壓、低血壓、青春痘、痔瘡、胃潰瘍、十二指腸潰瘍等。《超級酵素》這本全球暢銷書中寫到：補充酵素後，胃潰瘍、高血壓、糖尿病、風濕、腫瘤、腰痛、背肌痛、坐骨神經痛、慢性肝炎、肝硬化等都會得到顯著改善。酵素已被北京 20 家醫院臨床使用。酵素產品五花八門，但並不代表所有酵素產品都是有效的，因為**酵素是蛋白質，在胃裡可能會被分解，而喪失功效，盡可能以新鮮蔬果補充酵素才是上策。**

2. 益生菌、益菌素及纖維素

繼基因研究之後，腸道菌的研究蔚為顯學，科學家們發現我們的身體有 60 兆個細胞，卻有數百兆的微生物與我們共生，這些微生物

99% 住在腸道中。2005 年，美國史丹佛大學瑞爾曼（David Relman）的研究團隊發現腸道菌多達千種以上。**腸道菌中 20% 是益生菌（Probiotics、好菌）、20% 是壞菌，剩下 60% 則是中間菌，會依據腸道環境及其他因素而變成好菌或壞菌。**

　　腸道菌參與人體營養吸收、物質代謝、免疫防禦等重要生理過程，影響體重、腸道血管的形狀、腸道蠕動及通透性、組織的再生、骨質的穩定及影響焦慮、對痛的感受度、神經突觸的連絡等。腸道中較常見的益生菌有乳酸桿菌、雙歧桿菌、布拉氏酵母菌等，乳酸菌故名思義即是能把乳糖分解，發酵後產生乳酸的細菌。乳酸菌的作用有維持腸道中菌叢平衡、抑制病原菌的生長繁殖、排除各種致病因素、降低血清中膽固醇、促進維生素合成、增加食物的營養價值、強化腸道免疫功能等。

　　腸道細菌和宿主發展出共生互利的共同演化的關係，腸道菌提供人體水溶性維生素（B_1、B_2、B_6、B_{12} 及葉酸）、脂溶性維生素 biotin（維生素 H）、維生素 K 及必需胺基酸，降低膽固醇，促進鎂、鈣、鐵的吸收，分解纖維素，甚至協助人體防禦外來的病原體；在代謝方面，益生菌可以降低低密度脂蛋白膽固醇，而人體是它們的安居之處。可嘆的是人類濫用抗生素、動物性蛋白質及脂肪攝取過量、不消化之纖維素（益菌素）攝取不足等因素，使得腸道菌落改變，大腸中嗜吃脂肪的革蘭氏陰性菌大量增殖，產生許多脂多醣（lipopolysaccharide）進入血液，循環全身，引發慢性發炎，長期下來會導致肥胖、糖尿病等各種代謝症候群、癌症、心血管疾病，甚至阿茲海默症、抑鬱等，而

腸道是發炎的主要源頭，照顧好腸道，就能預防這些可怕的慢性疾病。

　　若攝食大量高纖食物，這些人體不易消化的纖維素進入腸道，不但會吸附排除腸道中的各種毒素，而且讓分解纖維的好菌增生，產生大量的短鏈脂肪酸（醋酸、丙酸、丁酸等），使腸道保持微酸性，抑制壞菌生長，這些短鏈脂肪酸也會被腸道細胞吸收當做能量，而且發揮包括增強免疫等多項生理功能。

　　美國食品及藥物管理局認可的益生菌有 43 種，主為與發酵產品相關的乳酸菌，及屬於厚壁菌門的雙岐桿菌。但這些益生菌不耐胃酸、膽汁酸，即使進入腸道亦難定植下來。而一些腸道不消化的成分（non-digestible ingredient），可被益生菌，尤其雙岐桿菌所利用，稱為益菌素（Prebiotics）。益菌素可以防止超重和肥胖、治療 2 型糖尿病、改善血脂異常、促進炎症癒合，對維護代謝健康至關重要。各種細菌在腸道不同部位的分佈如圖 27。

　　膳食纖維分為水溶性及非水溶性兩類。水溶性膳食纖維，可以減少小腸對於醣類與脂肪的吸收、促進胃的排空，有助於控制飯後血糖上升的速度，其含量豐富的食物來源如：燕麥、大麥、乾豆類、車前子、愛玉子、蒟蒻、蘋果、柑橘類水果、草莓、蘆薈、海帶等，都是良好的水溶性纖維來源。而另一類，非水溶性纖維，雖然不能直接影響血糖，但能減少小腸對於膽酸的再吸收，增加脂肪和膽固醇的排除，對於糖尿病患者預防心血管併發症有正面的幫助，一般存在於蔬菜水果，以及全穀類、未加工的麩質、全麥製品、海藻類、豆類、根莖菜類等食物中。食用這些含膳食纖維豐富的食物，容易有飽足感，

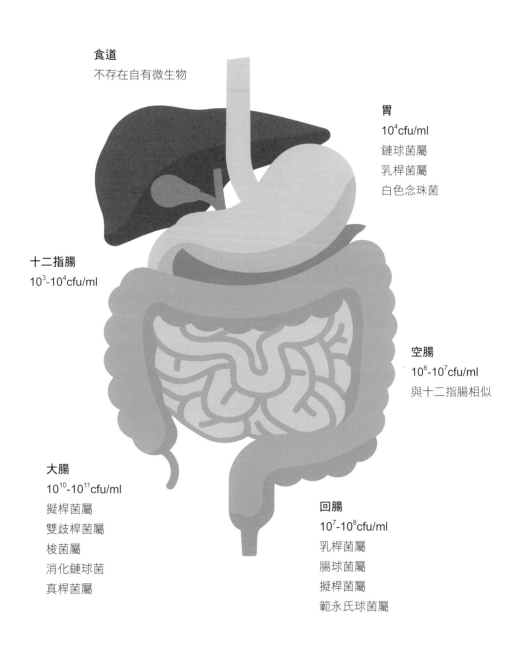

食道
不存在自有微生物

胃
10^4cfu/ml
鏈球菌屬
乳桿菌屬
白色念珠菌

十二指腸
10^3-10^4cfu/ml

空腸
10^6-10^7cfu/ml
與十二指腸相似

大腸
10^{10}-10^{11}cfu/ml
擬桿菌屬
雙歧桿菌屬
梭菌屬
消化鏈球菌
真桿菌屬

回腸
10^7-10^8cfu/ml
乳桿菌屬
腸球菌屬
擬桿菌屬
範永氏球菌屬

圖 27　各種細菌在腸道不同部位的分佈

也能幫助體重的控制，因此有血糖問題的朋友，若能增加纖維豐富的食物，不僅能滿足口慾也能邁向健康。

低聚果糖就是果寡糖，是採用現代生物技術，從植物中提取的一種天然活性的水溶性纖維類物質。它對腸道中有益菌群如雙歧桿菌、乳酸桿菌等有增強作用，可抑制有害菌生長，它在腸道中產生的有機酸能促進人體對鈣、鐵等礦物質的吸收。

（五）其他類型營養補充劑

不同地域有不同的植物可輔助降血糖，如印度傳統醫療系統阿育吠陀的醫者，使用「紫檀木心」及「武靴葉」做為治療糖尿病的藥草。紫檀木心可活化胰腺中製造胰島素的 β 細胞，武靴葉也可以活化與再生胰腺中製造胰島素的 β 細胞的功能。臺灣則廣泛地用「山苦瓜」（苦瓜素）作為對付糖尿病的輔助療法。

（六）慎選高品質的營養補充品

由於廣告的狂轟濫炸，營養保健品市場一片亂象，補腎壯陽、溫補腎虛等已家喻戶曉，然而胡亂服用補藥或營養保健品，除了浪費金錢同時有害健康。如何科學的看待營養保健補充品？**首要有正確的觀念，了解自己需補充什麼，次要有科學的選擇營養保健品的檢測工具，三要有攝取營養保健品的前後測比較，以評估營養保健品的實質功效。**

選擇高品質的營養保健品之前，宜用信息醫學的檢測儀器先確認自己需補充的營養標的為何（身體缺什麼？），進而做物質比對，若需補充 A 物質，而 A 物質有 3 種商品，可分別比對 3 種商品對人體助益的大小，並選擇貢獻度最大及價格合理的商品，並用穴檢儀確認該商品對身體的各系統如呼吸、消化、循環、免疫、內分泌、神經之作用。有的保健品提升了循環系統的功能，卻同時也使免疫系統亢進，長時期的免疫系統亢進，可能會引發自體免疫疾病，故理想的保健品是使身體各部門均處於均衡狀態，即功能過低的器官，能經由保健品提升到中間值；功能過高的器官，能經由保健品下降到中間值。穴檢儀的指標各家廠牌略有差異，一般設定指標 50 是均衡狀態、小於 40 是功能衰弱、大於 65 是亢進狀態，若營養補充劑讓人一直處在亢進狀態，易猝死。服用一段時間後再以信息醫學的儀器檢測使用前後的差異以確認成效，用以評估是否續用、停用或更換其他營養保健品，緊弦易斷、鬆弦不成調，身體也是相同的道理。

影響健康與長壽的因素眾多，不是僅靠營養保健品就可奏效的。當肝臟存在毒與堵的時候，每天吞進大把的所謂高科技產品，最終更惡化肝臟的毒與堵。人體是個複雜的系統，各種高科技萃取工藝破壞了天然食物，是否仍能為身體所用？是需要用科學儀器檢測的，不宜盲目服食。

選用營養補充產品，需考慮符合國家規範生產的產品或是符合藥品級的「良好生產規範」（GMP）公司的產品，並同時確定所服用的營養補充品能真正溶解於水，即確保這些營養補充膠囊或錠劑、粉劑

擁有良好的溶解度，才能在體內吸收。營養補充品所含有的營養成分，必須達到有效的或更理想的濃度，才能發揮效果，避免五顏六色的膠囊或錠劑，因為色素不是人體需要的物質；脂溶性的保健品，則需在飯後或與油品同時服用，吸收效果較好。

（七）營養補充劑的解毒反應

服用營養補充劑後，扶正自身的自癒力，自癒力就有祛邪的能力，因此會逐漸產生排解毒素的好轉反應，也稱為解毒反應，進一步認識解毒反應所帶來的不適和症狀，可讓使用者更恰當且有信心地面對這些反應。

解毒反應是西方的用語，中國的老祖宗把這個過程叫瞑眩反應。書經（即《尚書》）說命篇之中記載：「若藥弗瞑眩，厥疾弗瘳」。意思是說，如果藥物不令人產生瞑眩的話，那麼他的病就不會好。可見所謂的瞑眩反應，其實就是一種身體好轉的現象。

近代的觀點，則是用人體體質改善的過程，來解釋所謂的瞑眩反應。**瞑眩反應不是副作用，當停止食用保健品，幾天後瞑眩反應的症狀就會消失**。而一般藥物所產生的副作用，即使停止食用藥物，不適的症狀仍然可能會持續著。尊重身體的自我調節、自我更新作用，只有理解了生命自癒的真相，才能忍受住瞑眩反應的考驗。

執行排毒計畫後，最常見的解毒反應是輕微的肌肉疼痛或者輕微的頭痛，這些症狀會維持幾天或 1 至 2 個星期。如果不舒適的感覺依然能承受，使用者可以不停止服用營養品，這些反應會逐漸消退，並感受到這些營養補充品所帶來的好處。

　　但是，偶然也會出現多種反應的情況，這並不代表使用者有危險，只是服用營養品的份量太多或太急進，在這種情況下，可暫停服用補充品幾天，直至不適的反應消退。之後重新開始服用，但由原本劑量的 1/4，開始服用 3 至 5 天，如果沒有明顯的反應，或者反應只屬於輕微的，可以增服至 1/2 的劑量。當適應這個劑量的補充品時，可逐漸增服至建議的劑量。在後續「自然療法的好轉反應」章節中會進一步說明各種好轉反應。

四 減重療法

　　肥胖症是一種由多因素引起的慢性代謝性疾病，1948年世界衛生組織就已將它列入疾病分類名單。有為數眾多的研究皆證明，超重和肥胖是心血管疾病、糖尿病、某些癌症和其他一些慢性疾病的重要危險因素，更導致了嚴重的社會問題。

　　超重及肥胖多半是由不良的生活方式所造成，透過改善生活方式並積極減重，成為治療糖尿病的重要手段。

　　體重超重或肥胖是胰島素抵抗的危險因數，營養醫學的雷‧斯特蘭德醫生雖然以營養補充劑為主要的處理方式，但仍附加建議減重。對於想減重的人士，他建議使用低升糖的飲食，營養補充品及額外維他命 B_{12}，並加入一些順勢療法的滴劑結合適當的運動，也可再輔以一些讓人放鬆的植物精華等。

　　美國糖尿病協會 (ADA) 所制定2018版糖尿病診療標準，指出生活方式改變搭配限制能量攝入，**中等程度減輕體重（>5%）對超重或肥胖的成年2型糖尿病患者和有糖尿病風險的個體有益。但過度減輕體重反增加死亡風險，合理控制體重才明智。**

　　根據古籍及文獻資料將肥胖分為五型：

1. **內熱型**：肥胖、頭脹、眩暈、消穀善飢、肢重、困楚怠惰、口渴、喜飲、脈滑數、舌苔膩微黃、舌質紅。

2. **痰濕型**：肥胖、頭重昏蒙、嘔吐痰涎、肢體困重、口不渴、大便質黏、脈弦滑、苔厚膩、舌淡胖。

3. **氣虛型**：肥胖、浮腫、疲乏無力、肢體困重、尿少、納差、腹滿、脈沉細、舌苔薄膩、舌質淡紅。

4. **氣滯型**：肥胖、胸脅苦滿、胃院痞滿、月經不調、閉經、失眠多夢、脈細弦、苔白或薄膩、舌質暗紅。

5. **陽虛型**：肥胖、疲乏、無力、腰酸腿軟、陽痰、陰寒、脈沉細無力、苔白、舌質淡紅。

治療方案需依體質差異做調整，一般性治療原則是生活方式的改變。積極的治療則是由專業人員開具營養處方、運動處方、中藥調理體質、穴位療法、心理諮商等。

臺灣中研院生物醫學科學研究所研究員潘文涵教授也介紹了美國「糖尿病預防計畫」，對 3000 個瀕臨糖尿病的前期個案提供少吃多動的衛教，建議每週至少 5 次、每次 30 分鐘快走，並且減少脂肪與熱量攝取，以減輕 7% 體重，結果個案罹患糖尿病的風險平均降低 5 成，改變生活習慣勝於預防性用藥。

中國大陸胡孝榮醫師，選取 23 例超重的 2 型糖尿病患者進行短期（7 天）極低熱量限食，並比較限食前後的代謝指標。結果發現，短期極低熱量限食可顯著改善超重的 2 型糖尿病患者的胰島素抵抗，具有良好的安全性，其中 4 名患者因飲食未控制約在 3 個月左右出現體重反彈，其餘個案則無體重反彈現象，因此推薦超重的 2 型糖尿病患者每隔 3 個月進行一次短期的極低熱量飲食干預。

五 運動療法

　　中國大陸著名糖尿病學家向紅丁教授提出糖尿病治療的「五駕馬車」是飲食、藥物、運動、血糖監測、糖尿病教育（圖28、29），飲食、藥物、運動三者共同控制糖友的血糖，一般人重視飲食、藥物，卻輕忽運動，導致血糖控制不理想。

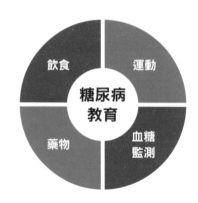

圖 28　糖尿病治療「五駕馬車」的實質內涵

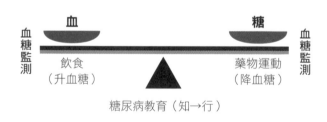

圖 29　糖尿病治療的五駕馬車說明

2 型糖尿病患者的問題是不能充分利用胰島素，即身體細胞對胰島素反應不敏感，即胰島素阻抗，產生胰島素阻抗的原因之一是隨著年紀增長，體重並沒有明顯的變動時，但是身體的組成改變為「脂肪增多，肌肉減少」，因為成年人若不刻意鍛煉，肌肉會逐年流失，到 75 歲，肌肉量剩下 40% 至 50%，且隨著年齡增加肌肉流失的速度加快。

　　人體中多餘的血糖會轉變成肝醣儲存在肝臟與骨骼肌中，有需要時，再由肝醣轉變成血糖被身體利用，當肌肉量愈少，葡萄糖儲存與釋放的能力就愈小，容易造成血糖波動大，所以，增加肌肉量有助於維持血糖的穩定，故有「肌肉是天然降糖藥」的說法！這種肌肉量與功能逐漸下降的現象稱之為「肌少症」，逆轉肌少症，最好的辦法是攝取充裕的蛋白質、適當的熱量及運動鍛鍊，特別是負重鍛鍊！

（一）運動的功效與好處

　　運動療法對糖尿病治療而言同時具有「扶正與祛邪雙重功效」，糖尿病的運動處方大致包含心肺耐力、平衡能力、伸展能力等訓練。運動的功效與好處不勝枚舉！

1. 降低血糖，促進胰島素發揮功能，幫助血糖控制

　　運動時肌肉收縮，血液循環增快、毛細血管擴張，肌肉組織的胰島素量相對增加，使葡萄糖利用增強，周圍組織對胰島素的敏感性提高，增加身體末梢葡萄糖清除率，有改善糖耐量和胰島素阻抗的作用。

2. 改善脂類的代謝

運動提高卵磷脂－膽固醇轉醯基酶的活性，促使膽固醇轉化為膽固醇酯，減少膽固醇在動脈內膜的沉積；降低三酸甘油酯、低密度脂蛋白膽固醇（俗稱「壞的膽固醇」），增加高密度脂蛋白膽固醇（俗稱「好的膽固醇」）。

3. 改善血壓、改善心血管功能，減少心血管疾病

運動促進血液循環，改善冠狀動脈供血，增強心肌收縮能力，增加血管壁彈性，同時可降低血壓，使罹患心臟病的相對危險度降低。

4. 增強心肺功能、強化骨質密度

運動使呼吸深度增加，可提升肺泡通氣效率及攝入氧氣的利用率。透過肌肉活動給予骨骼組織刺激，使成骨細胞活動增強，促進骨骼中鈣的儲存，預防骨質疏鬆。運動使肌肉保持正常的張力，關節保持較好的靈活性，韌帶保持較佳的彈性，增強骨骼肌肉運動的準確性和協調性，此外運動促使的流汗，有助身體代謝廢物及重金屬的排除。

5. 減輕體重、增加肌力與柔軟度，改善自我健康觀感

運動增加熱量消耗、增強脂肪組織氧化代謝，使內臟脂肪減少，縮小肥大的脂肪細胞，減輕體重。持續的運動增強肌力與身體柔軟度，會改善自我健康觀感。

6. 改善體質，防止併發症

運動可改善全身的代謝，增加心肌、大腦供血和組織對氧的耐受，可改善心、腦、肺功能，並促進胃腸蠕動，增強消化吸收功能，對糖尿病合併胃輕癱、腸麻痺病變的防治有一定幫助。

7. 提高人體抵抗力及免疫功能

運動讓人攝氧增加，「氧」是生理機能正常運作的必要因素，它決定腺體調節能力，增強體能和免疫力，改善心血管功能。運動後周邊血液中自然殺手細胞（natural killer cell, NK 細胞）活性及數量均顯著升高，長期堅持長跑的運動員血漿中的免疫球蛋白之 IgA、IgM、IgG 顯著高於對照組。

8. 促進腸道菌群健康

腸道菌群是一個動態的生態環境，菌叢種類愈多樣，愈易穩定菌叢之間的平衡。當菌相失衡，也就是腸道菌叢比例不均或種類太少時，可能引起發炎反應，導致體內代謝的改變。食物及藥物會改變腸道菌群是我們熟知的，近年來有許多研究發現，運動也會影響我們體內的腸道菌群。運動可使腸道壞菌減少；益菌數量明顯增加。腸道好菌增加，會分泌較多短鏈脂肪酸，尤其是丁酸增加幅度最大。丁酸具有促進腸道細胞的健康、消炎、產能的作用，能夠抵禦潰瘍性結腸炎對身體產生的危害。一旦不運動，腸道菌分泌這些小型脂肪酸的能力會下降，這主要是因為腸道好菌的數量減少所致，故運動必須持之以恆。

美國伊利諾大學教授傑弗里‧伍茲（Jeffrey Woods）研究發現不同體型的人腸道菌群結構不同，身材纖瘦者運動後丁酸增加的幅度較肥胖者更高，原因在於瘦者不運動時腸道分泌短鏈脂肪酸的好菌數量更低於肥胖者，伴隨著運動，這類有益的細菌數量會顯著增加，但是，對於肥胖的人而言，這份積極作用並不很明顯。

9. 靈活身手，建立個人自我良好感及社會形象，提升個人生活品質

運動提高人體活動時的應變和協調能力，能明顯提高腦神經細胞的功能狀態；反之，如缺乏必要的體育活動，大腦皮層的調節反應能力將相應的下降，容易造成平衡失調，甚至引起神經系統病變，個人的協調應變能力，對自我良好感及社會形象有深刻的影響，進而可提升個人生活品質。

10. 放鬆心情、紓解壓力，提升專注力

運動啟動體內的快樂荷爾蒙！運動能促進多巴胺（dopamine）的分泌，這是一種腦內分泌物的神經傳導物質，可影響一個人的情緒，若分泌不足，會引起抑鬱，因此被稱作快樂物質，有改善情緒、增加幸福感、提高注意力的功能。血清素（serotonin），同樣也受運動影響，它是穩定情緒的重要元素，血清素還能跟皮質醇相互抗衡，幫助我們趕走壓力，並且增加大腦的皮質區與海馬迴裡的細胞連結。我們運動時，體內及腦部還會分泌腦內啡（endorphins），它是可產生天然嗎啡

效果的荷爾蒙，當身體和腦部承受壓力時，腦內啡就會釋放出來阻擋痛苦的訊息，激發愉悅感及滿足感，達到紓壓的作用。其他，還有腎上腺素（epinephrine）以及麩胺酸（glutamate）等，都可以透過運動來促進這些物質分泌，是最天然健康無副作用的紓壓方式。

11. 藉由運動會友，建立社會支持體系增加自信

　　活動、運動、互動的「三動人生」，是對抗等吃、等睡、等死「三等人生」的最佳方法。藉由運動會友，隊友間對運動的志同道合發展出豐富的朋友網絡，並能建立起社會支持體系，運動隊友與社會網絡讓病友更加自信對抗疾病。

12. 節省醫藥費

　　臺灣健保物美價廉，舉世聞名，但只要進醫院，還是要付掛號費、部分負擔費用，住院還是要付房間費、伙食費、自費藥物或醫材，仍然所費不貲。臺灣有研究證實健康的生活方式，包括飲食及運動，投入 1 元的費用，可以節省醫療費 8.59 元，還可相應節約大約 100 元的重症搶救費。日本的壽險業界推出一款「健康增進型保險」，透過運動穿戴裝置，每天計算投保者的運動量，只要每天保持 8,000 步以上的運動量，第 3 年的保費就可以調降；或者透過半年一次健康檢查的方式，整體評估身體的健康年齡，若在投保時，健檢的生理年齡是 40 歲，經過 2 年努力運動，第 3 年檢出生理年齡降為 35 歲，保費也會等比例的下降。

美國因為沒有全民健保，多數勞工的醫療保險是由雇主承擔並視為整體薪資福利的一部分。一個企業一年的人均健康醫療開銷是 8000 美金，其中包括醫療保險、殘疾和員工理賠等。在美國，一個企業一年的員工醫療成本占到了年收益的 50%，「高健康風險」的員工每人每年要比「低健康風險」的員工多花 3000 美金的健康醫療費用，同時他們的工作產出卻比「低健康風險」的員工低 18%。

　　美國有研究發現，心臟病患者如果每天鍛煉 30 分鐘，每週鍛煉 5 天，他們比那些沒有達到這個推薦運動量的人，一年可以少花費 2500 美金的藥物和醫療費用。

　　世界 500 強的美國強生集團，從 1995 年開始關注員工的「亞健康」情況，以辦公室為場所對員工施行運動健康管理。10 年下來，為企業節省了 2.5 億美金的健康醫療費用。

　　已經參與了員工健康管理計畫的企業管理者發現，他們花在員工健康管理計畫上的每 1 美金，平均能為他們節省 3.27 美金的員工醫藥費和 2.73 美金的病假損失。除了減少整體醫療健康開銷，對增強企業文化、員工忠誠度和吸引優秀人才、減少曠職、提高工作效率、提高員工的士氣、減少失誤等間接收益更為龐大。

　　另一項研究發現，員工運動健康管理計畫能降低 28% 的病假率、26% 的醫藥費用和 30% 的員工理賠費用。

13. 規律的身體鍛煉能提高夜間睡眠的品質

　　依據腦波圖的形態，正常的睡眠包括一系列 4 至 5 個 90 到 100 分鐘的週期循環，每個循環包含兩個交替的睡眠狀態，一個是非快速動眼睡眠狀態（NREM sleep），一個是快速動眼睡眠狀態（REM sleep），非快速動眼睡眠狀態約占總睡眠時間的 75%，並可由腦波的變化再區分成由淺至深的第一期至第四期，期數越高代表睡的越深沉，規律的睡眠週期由清醒進入第一期約占 5%、第二期的淺眠期約占 50%、第三期及第四期的深眠期約占 20%，最後進入熟睡的快速動眼睡眠狀態約占 25%，完成一個週期。第三及第四期的深眠期腦波呈現頻率最緩且振幅變大，合稱慢波睡眠。

　　睡眠總時數及快速動眼與非快速動眼的比率在 20 至 50 歲之間會維持穩定，當年齡超過 50 歲以後，睡眠第四期會快速減少為原來的一半左右，而第一期淺睡期會顯著增加，快速動眼期在整個睡眠週期的比例也會變小，即老年人睡眠較淺，隨著年齡的增加，生理逐漸衰老，個體睡眠品質會變得更差。

　　規律的運動常被視為獲得充分睡眠的重要因素之一。**常運動的人較快入睡，睡得較好，白天較不感覺疲勞**，有研究證明規律運動的人比不運動者有較長的熟睡期（慢波期）。從事輕度運動與中度運動習慣者較易入睡，傍晚運動者比晚上運動者有較佳的睡眠品質，就老人而言有身體活動習慣者較坐式生活者，有較佳的睡眠品質、較短的入睡時間、且在白天有較佳的警覺性。

從事適度（中、低運動強度）的有氧運動，身體吸收氧氣的效率會提高，壓力也會遞減。況且運動時，人體會製造腦內啡等快樂荷爾蒙，會帶給身體一種自然的暢快和愉悅感，能幫助肌肉放鬆，中心體溫降低，將有助於促進高效率的睡眠，熟睡期與深睡期會加深加長，較少睡眠干擾而能達到充分休息的效果。當生理狀況達到深層放鬆與休息時會產生氧氣消耗量減少，心臟跳動頻率降低，皮膚阻抗力增加等生理現象，此乃是處於大休息狀況。

然而伸展運動亦是一項有助於身心放鬆的柔軟運動，有失眠症的患者通常會處在全身肌肉緊繃的狀態，適度的伸展運動將可提升睡眠品質。睡前從事激烈運動會刺激腎上腺素的分泌，增加亢奮，致而無法入睡。此外；接近入睡時，身體大量活動會使體溫上升且流汗，身體和大腦不能達到身體所需的較低溫度，睡眠品質將受到干擾。故在適當的時間、適當強度的身體活動有助於睡眠，反之；對睡眠品質則有不良的影響。

（二）運動的實徵研究

日本一項調查研究顯示，居住地區的坡道坡度增加約 1.5 度，老年人患中度糖尿病的風險則能降低 18%，這顯示多爬坡有助改善糖尿病症狀。

崇尚科學主義的西方，過去不承認氣功，認為那是迷信。拜現代檢測儀器發達之賜，氣已經可以被檢測，氣功的研究也廣泛的推

展，氣功及太極拳被西方醫界肯定並推崇，哈佛大學更在官網上專文推薦指出：太極拳是你一生中最完美的健康活動（could be the perfect activity for the rest of your life）。太極拳動作柔和，但對身體的柔軟度、肌力的強度、平衡感乃至於心肺功能、心理健康等都具有全面性的功效，是適合糖尿病友的運動。

練習太極拳，可以明顯增強外周組織對葡萄糖的攝取和利用，從而降低血糖。所以，可以增強胰島素敏感性，幫助機體對葡萄糖的攝取和利用增加，是早、中期糖友輔助糖尿病治療以及健康人群預防糖尿病的首選養生運動。太極拳是防治糖尿病的免費良方，但對於晚期胰島素絕對缺乏、胰島細胞功能完全喪失的患者必須使用胰島素替代治療，單靠練習太極拳無法控制病情。

（三）認識有氧運動、無氧運動和阻力運動

為了訓練肌力、降低體重，常會聽到有氧運動、無氧運動、阻力運動等名詞，讓糖友困擾不已。有氧運動與無氧運動的區別，在於身體運動時，氧化燃燒作用是否完全，能夠完全氧化的稱為有氧運動；不能完全氧化，而產生乳酸堆積的稱為無氧運動。

大多數中低強度、全身性週期運動都是有氧運動，如慢跑、游泳、自行車等，而耐力運動如啞鈴、雙槓、仰臥起坐、投擲、跳躍、中短程賽跑都是無氧運動；很多球類運動都是有氧、無氧混合型的運動；長期的有氧運動可提升最大攝氧量，消耗更多的脂肪，所以慢性病康

復、減肥、健康保持等選擇有氧運動為主；無氧練習以刺激肌肉增長力量為主，對於肌肉骨骼的成長、形體姿態的塑造很有幫助，但需要時常練習。

沒有運動基礎的人剛開始運動，可以從有氧運動開始，提高心肺功能，增強體能，然後再加上無氧訓練。糖尿病患者可以結合「有氧＋無氧」運動。推薦每週 3 次有氧練習（30 分鐘以上），兩次無氧練習（隔天進行）。但應有足夠的營養供應能量，並在血糖控制穩定的情況下運動。

阻力運動可以是無氧運動，也可以是有氧運動，需視阻力訓練的方式、時間和強度而定。阻力運動的目的在增強肌力，訓練肌肉，而肌肉對糖友的降糖有很大幫助。

（四）美國糖尿病協會對體力活動的建議

美國糖尿病協會（ADA）制定的 2018 版糖尿病診療標準，對體力活動的建議：

1. 應鼓勵 1 型或 2 型糖尿病或糖尿病前期的兒童和青少年每天參加至少 60 分鐘或以上中等強度或更劇烈的有氧體力活動，每週至少 3 天。

2. 應鼓勵大多數 1 型或 2 型糖尿病的成年患者每週至少進行 150 分鐘中等強度有氧體力活動（最大心率的 50% 至 70%），每週

至少 3 天，不能連續超過 2 天不運動。持續時間更短（至少每週 75 分鐘）的高強度的或間隔訓練對年輕的或體力合適的患者或許是足夠的。

3. 應鼓勵成年 1 型和 2 型糖尿病患者每週進行至少 2 次不連續耐力鍛煉。

4. 所有成人尤其是 2 型糖尿病患者，應減少靜坐時間。長時間靜坐應每 30 分鐘間斷一次，以便使血糖獲益，尤其是成年 2 型糖尿病患者。

5. 建議老年糖尿病患者每週進行 2 至 3 次靈活性和平衡性訓練，可根據個人偏好加入包括瑜伽和太極活動，以增加柔韌性、肌肉力量和平衡。

（五）國健署對糖尿病患的運動建議

國健署發布的《糖尿病手冊》中，針對糖尿病患的運動提出以下原則：

1. 開始執行

開始執行運動計畫時，可與醫療團隊或醫師討論，選擇適合病情的運動種類、時間、次數及強度等，配合生活作息，找出適合自己的運動方式，漸進式的開始執行，任何時候開始養成運動習慣都不嫌晚，將其融入生活中。

2. 種類

以有氧運動最佳，可以選擇中等強度耐力的運動，如慢跑、快走、騎腳踏車、有氧舞蹈、游泳、外丹功、體操等運動均可以增加胰島素敏感度。每星期再配合 1 至 3 次的阻力運動，如仰臥起坐、舉啞鈴等，以增加肌耐力。有氧運動或阻抗運動兩者都有效，有氧合併阻力效果會更好。

3. 時間及次數

患有糖尿病的病人，最好在飯後 1 至 2 小時以後運動，每週至少運動 150 分鐘，但若要達到減重及維持體重不回升，最好可以達到每週 300 分鐘，有氧運動每週至少 3 天，不要連續 2 天沒有訓練，阻力運動每週至少 2 天，柔軟運動也可以結合在其他運動中。

4. 強度

以心臟能夠負荷的程度為原則，中等強度運動時，每次運動達到最大心率的 60% 至 70%。建議測算運動時的脈率 =170 －年齡。

評估個人是否達到中等強度運動的方式有：

(1) 最高心跳速率範圍 =（220 －年齡）×（60 ～ 85%）
(2) 說話測試：輕度：還能唱歌或吹口哨；中度：能說話但不能唱歌；重度：喘到無法說話。

5. 運動前、後注意事項

(1) 運動需穿著適當的服裝與鞋和其他保護物，絕對不可赤腳運動。

(2) 隨身攜帶葡萄糖片、含糖果汁、餅乾，萬一發生低血糖時，可以立即食用，避免單獨一個人運動。

(3) 運動前和運動後應做適當的暖身和徐緩的運動，運動強度要慢慢的增加，早起運動者，建議先進食些許食物，運動後再補充另一部分的早餐，並應監測血糖，注意起床後是否有低血糖的現象。

(4) 在天氣溫度太冷或太熱、視線不佳時，不做戶外運動。

(六) 其他注意事項

運動治療已成為糖尿病綜合防治方案中一個必不可少的組成部分。運動可增加胰島素的敏感性和骨骼肌對葡萄糖的攝取，從而降低血糖水準，因此，運動治療過程中應對治療藥物進行相應的調整。若能穿插高強度的鍛練，這也會使人體生長激素（HGH）的生成獲得優化。但運動有一定風險，不是所有的糖尿病患者都適合運動，對一些病情較重的患者和特殊的疾病患者，應在醫生的嚴格指導和監控下進行。而且，**所有患者在制定運動計畫之前均應進行必要的醫學檢查和運動耐受性評估。**

糖尿病患者運動要遵循安全性、科學性和有效性的原則，同時運動方案的制訂要針對個體情況，有糖尿病合併症的糖友，其運動應更

謹慎。糖尿病患者根據自己身體的實際情況選擇緩和、體能足以負荷的運動，頻率由少到多。餐後 1 小時開始運動，可選擇中低強度有氧運動，亦可加上阻力運動，惟運動需持之以恆。糖友可在運動前後各作一次血糖監測，以比較運動降血糖的效果，可以增強運動的信心與毅力，更幫助糖友拿捏運動的強度與持續度。

中醫認為運動能夠讓身體增加陽氣，加快身體的運化，有調降血糖和控制體重的功用，惟運動不宜過於劇烈，以免損傷氣血、傷害關節，加重心臟負荷，以運動到微出汗和舒服為宜，堅持下去，自然會增加人體的陽氣和排毒能力。

不宜在寒冷的清晨運動，低溫讓血管收縮容易中風；清晨空腹運動容易導致低血糖。不可求好心切過度運動，否則易生低血糖。不宜在石子路面運動，因為糖尿病人下肢神經血管功能受損，在石子路面運動，易磨損皮膚、傷口潰爛，後果很嚴重，恐須截肢。

此外，糖尿病酮症酸中毒者、常發生低血糖，或生病時、空腹血糖 > 300mg/dl（16.7mmol/L），或血糖波動較大、增殖性視網膜病，視力模糊者、腎病患者（Cr > 32mg/dl 或 > 1.768mmol/L）、嚴重心腦血管疾病患者、合併急性感染期的患者，均不宜運動。

六 排毒療法

　　科技的過度發展，正在傷害自然生態的平衡，各種人工化學品充斥在環境中，有的已被證實有毒，有的長期毒性效應尚未釐清，我們活在毒的世紀、毒的世界，因此排毒已是現代人的必修課。

　　排毒療法是糖尿病治療的「祛邪之法」。「祛邪之法」即祛除體內毒素與堵塞；減少或清除讓人體產生生理功能損傷的垃圾，進而恢復人體自身的自癒力。

　　隨著大家對生活環境裡的危險毒素和化學品的關注不斷提升，各地都出現了各式的排毒中心。包括排宿便、排肝膽結石及結石前驅物，甚至排心毒等。清胃腸淨肝膽等措施可把腸胃道內有毒的酸性代謝廢物、阿摩尼亞、病菌毒素及促炎物質排出，降低體內的發炎，從而達到身體的平衡。酸性代謝廢物、炎性物質、炎症反應及自由基的產生，均造成氧化壓力（Oxidative stress），這是多種慢性疾病的根源，也是老化的原因。現代人應考慮每年定期的排毒，慢性疾病患者則應該考慮更經常性、更長時間地進行排毒。這對患有嚴重疾病，並在服用大量或重劑量藥物的病人，排毒計畫尤為重要，但從事排毒計畫時應更謹慎小心，最好尋求有經驗的指導者在旁監督進行。

（一）清腸排宿便

　　自然療法權威，也是清腸專家的詹森醫生（Dr. Bernard Jensen）的理念是知其病因，提出方法來化解病因，而非直接消除病果，此與中醫「求因求本」，進而「異病同治」的思維完全相同，在其著作《Tissue Cleansing Through Bowel Management》一書中，詹森醫生提出治療疾病要從根源著手，也就是「腸道毒血症與自體中毒」；再從「腸子是人體情緒的集散地」著眼，又揭示了「疾病的源頭是神經反射作用」，因此提出無傷有效的「腸道終極療法」。

　　現代人精緻且不均衡的飲食，缺乏纖維素、藥物對腸道菌的傷害、久坐不動的生活型態以及虛寒的體質，導致腸胃蠕動減緩，腸中代謝廢棄物堆積，代謝毒素被腸道再吸收，是毒與堵的根源，不僅導致腸道變形，更是所有內源性疾病的亂源，展現在外，會發生例如口臭或體臭的情形，在皮膚方面則出現膚色暗晦、斑點、過敏等。結腸內的毒素大量積結，會造成腹部贅肉累積及外凸，並經由肝腸循環加重肝臟的負擔，最後其他重要器官也跟著遭受損傷。長期下來，使人體的自癒力下降，百病叢生，所以有「**若要長生，腹中長清；若要不死，腸中無屎**」之說法。

自然醫學專家林詠琪指出，運用一些食療方，可幫助大腸和緩地排出宿便，進而改善體質。

1. **針對脾、胃、腸道消化系統之淨化配方**：黑芝麻、杏仁、紅棗、薏仁。
2. **針對心血管疾病、高血壓及糖尿病之配方**：黑芝麻、秋葵、高山苦瓜萃取物。
3. **針對疏肝利膽（肝指數高、肝陽上亢）之配方**：黑芝麻、菊花、金銀花、決明子、綠茶萃取物。
4. **針對腎虛、虛胖水腫、生殖功能減弱、皮膚出油（腎與脾都是濕氣水腫之源）之配方**：黑芝麻、黑豆、黑米、黑木耳、枸杞、赤小豆、薏仁。
5. **針對肺虛、咳喘、易上火發炎之配方**：杏仁、甘草、金銀花、枸杞、蒲公英。

（二）排肝膽結石及其前驅物

1. 肝、膽、胰的生理作用

若想根治糖尿病，清肝淨膽是必須的前提，由圖 30、31 可知，肝膽胰是唇齒相依的器官，肝膽的淤塞會波及胰臟的分泌功能，影響血糖的調節。

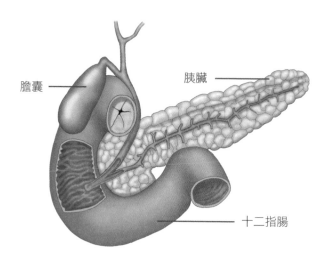

膽囊　　　　　　　　　　　　　胰臟

十二指腸

圖 30　胰臟與膽囊、十二指腸解剖圖

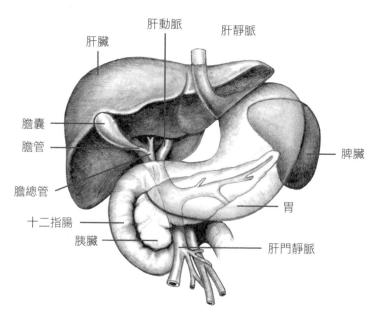

肝臟　　　肝動脈　　　肝靜脈

膽囊

膽管

膽總管

脾臟

胃

十二指腸

胰臟

肝門靜脈

圖 31　肝、膽、胃、胰解剖圖

胰臟有二個主要功能：1. 內分泌的調節，包括分泌胰島素及升糖素，前者降低血糖，後者提升血糖；2. 分泌消化酵素，分別對蛋白質、糖類、脂肪作分解消化。

由圖 30、31 可知肝內膽管、肝外膽管、膽囊管若淤塞會波及膽管與胰管在十二指腸的共同開口也被淤塞，影響胰腺的分泌功能，進而影響血糖的調節，造成高糖毒血，高糖毒血又損傷胰臟，形成惡性循環，故糖尿病專家游能俊醫師曾說糖尿病治療關鍵在消除胰臟毒害。肝、膽、胰是桃園三結義，**要消除胰臟的毒害，要先清除肝膽的毒害**，方能釜底抽薪、正本清源。

肝臟是體內最主要的代謝器官，一般成人約有 4 至 5 公升血液，每分鐘大約有 1 至 1.5 公升或 1.5 公升至 2.0 公升的血液流過肝臟（體型差異），肝臟有動脈與靜脈雙重血液供應，來自心臟的血液透過肝動脈進入肝臟，主要供給氧氣；肝門靜脈則是收集消化道內的靜脈血，主要供給營養。機體在代謝過程中，吃進去的食物及藥物、呼吸進去的各種有毒害氣體、以及無法及時排出體外的腸道宿便毒素，都要先透過門靜脈收集，經血液循環到達肝臟，肝臟經由分解與合成的作用完成血液的過濾、解毒、排毒工作，將血液中的毒性物質如重金屬汞等和來自腸道的細菌，隨著膽汁分泌排出至腸道。若肝臟出現了問題，肝的濾血、解毒、排毒功能有障礙，將意味著人體內血液中的毒素不斷增加，血毒的累積將會帶來一系列的代謝紊亂問題出現，影響所有器官的功能，形成各種代謝性疾病，糖尿病及癌症、高血壓、高膽固醇、高三酸甘油酯、痛風、風濕、腎病、心臟病、失智、腫瘤都

是代謝性疾病，所以血毒就是內源性疾病之源，要解決血毒的問題，就要從守護肝臟健康著手！所以中醫說：臨床所見的雜病中，肝病十居六、七，就是這個道理。

肝臟每天可分泌 500 毫升的膽汁，肝臟完成各項工作後會將代謝後的廢物及膽汁送入肝的膽管，再由肝內的膽管送入膽囊製造濃縮的膽汁，再由膽囊送入膽管注入腸道，幫助分解油脂的食物並經由腎臟、腸道排除代謝後的廢棄物，如果膽囊的膽管有膽沙、膽石阻塞，肝的代謝廢物無法順利送入膽囊，就會堆積在肝的膽管內，久而久之，肝內膽管阻塞，就會形成慢性病。所以要肝臟功能好，就要先將膽囊的膽沙膽石排掉，才能保持肝臟及膽囊的清潔，讓它恢復應有的功能！

2. 清肝計畫（liver clean program, LCP）
（本章節內容由自然醫學專家林詠琪提供）

清肝膽結石及其前驅物的方法眾多，這些方法的基本原理相同，處理流程略有差異。自然醫學專家林詠琪所推廣的清肝計畫（Liver Clean Program, LCP），是一種用以排除肝膽結石的自然療法。清肝計畫能將膽沙、膽石排出送入小腸及大腸，隨著糞便排出體外。最好的清肝排毒時期在春天 3 月至秋天 9 月之間。要排肝膽結石，最好先保持一天有 2 至 3 次的排便，給予腸道空間，才能將肝膽結石排掉。清肝計畫只要 4 天時間，前 3 天喝 500 毫升至 1000 毫升的果汁（蘋果、柳橙、葡萄柚等）禁油炸食物，少食、少肉，配合清肝計畫即可

順利排出膽沙、膽石。下圖是某位在日本東京古田醫生診所就診的病人所拍的超音波影像，可以看出膽囊裡面全是石頭，最大的 8 毫米（mm）。這位病人有嚴重的疼痛感，住院打抗生素及止痛藥處理，因不願開刀，所以在專家指導下進行了 13 次的清肝計畫，最後他一共順利清出來 400 餘顆膽囊結石（圖 32）。古田醫生對此大感震撼，於是在 2017 年 7 月，也在東京成立了自然療法診所。

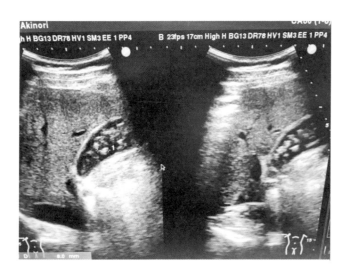

圖 32　歷經 13 次 LCP 清肝計畫，井上先生的超音波前（左）後（右）比對報告。
從左圖可看出，井上先生的膽囊裡面全是石頭，最大的有 8mm。

3. 體內環保療法（本章節原始資料由何永慶社長提供）

《自然醫學文摘》雜誌社何永慶社長提出中華自然醫學的養生觀點：客廳即是健康道場、廚房即是藥房、廁所即醫事檢驗所、臥房即是療養院、自己即是最好的醫生、自癒力即是藥方！並本著上列原則倡議體內環保理念。

體內環保是淨化或維護人體體內環境的動態平衡及和諧。身體新陳代謝對營養物質及代謝廢棄物的運送靠循環系統，健康的循環系統包含健康的血管及品質優良的血液，疾病時使用藥物僅止於控制症狀，對血液品質的改善、血管健康的維護，藥物並未能解決。**體內環保的排毒療法是根本改善血液的品質、進而維護血管的健康，是由根本上解決各種健康問題。**

何社長以個人多年的實務經驗觀之，幾乎所有內源性疾病都有共同的「痰濕」、「血瘀」關鍵病因，故提出三、六、八健康管理新主張。

因為內源性疾病不是單一因素造成的，若能透過三六八健康管理，以有效無傷的方法、步驟，幫助機體有序的維持其和諧與動態平衡，則可達到一定程度的「釜底抽薪」之效。

❶ 三流

是指物質流、能量流、信息流的循環，三流循環是任何生命本有的基礎。

2 六通

中醫認為，「通則不痛，痛則不痛」，六通是完成三流循環的關鍵方法，包括：

- **觀念通**：觀念通是健康行為改變的前置因素，觀念正確了，才能實行正確的健康行為。
- **二便通**：二便指的是大、小便。新陳代謝的廢棄物若未排出體外，積存體內就是毒素，如果我們不能夠保持每天 1 至 2 次充分地排便，那麼大腸中糞便的毒素，就會被吸收到血液中而汙染血液，3 天不大便，毒素就會沉積在身體裡。因此，便祕是健康的大敵。如果我們每天排尿量少於 1000 毫升，則血液中的毒素就很難被完全排出體外。這些毒素就會滯留在機體內，毒化我們的細胞，被毒化的細胞其功能受損，直接反應在機體功能上，故二便通是健康最基本元素。
- **膽管通**：膽囊解剖位置與功能已在前述明，膽管若不通勢必影響肝臟、胰臟的功能，進而造成代謝的紊亂及血糖的失控。
- **經絡通**：經絡系統是有別於血液循環系統及淋巴循環系統的另一套人體組織液的循環系統，它是一個動態的系統。經絡系統與血液及淋巴循環系統不同，它是不具有管壁與管道的系統，而是滲透、瀰漫於全身組織縫隙間的組織液。經絡是具有低電阻特性的多孔介質通道，化學物質及物理信號（如電位差）可沿此通道傳遞。2005 年臺灣大學許文翰教授團隊以顯像技術與科學運算方法，建立了氣血交換模型，證實氣確實存於人體

中，並以實驗證明血虛氣亦虛的理論。經絡是人體傳導聲、光、電、磁、熱等能量的良導絡物質基礎，經絡的傳遞，包括實體物質的傳遞與信息能量的傳遞，其重要性，不言可喻。故而經絡通是維繫健康的必要元素。

● 氣血通：氣血是串聯臟腑內外的重要通道，除了在器官中存在氣血、在全身各處也都充滿了氣血，這些氣血的傳輸路徑，就是經絡系統與循環系統。

除了經絡系統會影響氣血通之外，血液的品質、血管的彈性與斑塊亦影響氣血是否通暢。人體大約從 20 歲開始，血液中的垃圾廢物（毒素、被氧化的脂蛋白等）逐漸沉積在血管中，最終將把約九萬六千公里長的血管變成「垃圾場」、「濁血溪」。暗紅黏稠的血液，使血管如同河床漸漸墊高，迫使血壓升高，血液垃圾在血管壁上沉積，使血管硬化而失去彈性，並形成諸多斑塊（plaques），造成兩大危險因素，其一，堵塞了血管內皮細胞合成一氧化氮（NO）的自癒自潔及自我調控等功能。其二，斑塊一旦脫落便形成血栓，像不定時炸彈在血管中游蕩。這些游蕩的血栓，堵在哪裡，哪裡就必然造成損傷，是導致各種酸痛及病變的主要病因。若是堵塞了心血管或腦血管，腦梗塞、心肌梗塞便因此而發生，常常讓人措手不及而猝死或傷殘。

● 汗腺通：人體若能二便通、經絡通、膽管通、氣血通，則汗腺自然通暢，各內分泌腺體的功能及身體的代謝趨於正常。

❸ 八換

是完成六通所必需的八項健康行為介入，也是體內環保健康管理的具體做法。

- **換思路**：思路決定活路。
- **換心情**：喜樂之心乃是良藥，反之，負面情緒與壓力往往是疾病的引爆點。
- **換習慣**：匡正所有不良生活習慣。
- **換飲食**：均衡的飲食，年長者更宜多素少葷。
- **換好水**：喝好水，人體內水分自行更換，約 18 天一週期。
- **換環境**：包括內在環境、外在環境、輻射暴露等。
- **換食品**：選擇適合自己的保健食品。
- **換運動**：溫和、緩慢、持久的運動，如太極導引、外丹功等。

三、六、八體內環保的具體方法是「清胃腸、淨肝膽」，清肝、淨膽是助胰臟一臂之力，讓胰臟能恢復正常機能，調控好血糖。故體內環保是固本培元、啟動自癒力，是治未病的實踐。

4. 清肝計畫（LCP）及清胃腸淨肝膽的生物學基礎

(1) 清肝計畫及清胃腸淨肝膽的活動，在軟化膽管、膽囊內的沉積物，並經由運動、熱敷、體位擺放、肌肉放鬆的方式，經由消化管道排出。

(2) 清肝計畫及清胃腸淨肝膽時服用適量植物油，最主要的作用是

刺激肝臟大量分泌膽汁，藉由植物油的潤滑、誘導作用，促進膽囊收縮，將肝內和膽內的沉積物沖出肝臟和擠出膽囊，而熱敷、經絡運動、服用酵素等，都是協助這「沖和擠」的作用。

(3) 膽結石中最常見的成分是脂溶性的膽固醇，理論上講，植物油作為親脂性的溶劑，如果能與膽結石充分接觸，確實有將其部分溶解的可能性。不過，膽囊雖然與消化道相通，膽汁也可以進入腸道，但由於膽管出口處有 Oddi 括約肌把守，腸道內容物很難返流進入膽囊當中。目前醫療上確實有利用有機溶劑溶解膽結石的治療方法，但其法必須要將溶劑灌注到膽囊內才能起作用，而不是喝下溶劑。因此，喝下油性溶劑如橄欖油對溶解膽結石沒有直接幫助，只有間接作用。

(4) 從化學性質方面考慮，果汁對溶解膽結石更是沒有什麼幫助。果汁中主要成分是水，還有一些糖類、酸類和礦物質。這些成分都無法對膽結石有什麼作用。

(5) 上述文中 (3) 及 (4) 討論的是植物油與果汁的各別作用，清肝計畫及清胃腸淨肝膽是用上述二物質並輔以其他方法，發揮二者連續性及加乘的作用，故能排出肝內和膽內的沉積物。

(6) 清肝計畫及清胃腸淨肝膽無法溶解肝膽內的沉積物，但可軟化使其易排出。

(7) 對「清胃腸、淨肝膽」的排出物，做隨機抽樣檢測，大多為硬脂酸鈣鹽、碳酸鈣鹽、卵磷脂鈣鹽、微量的重金屬（鈣、鋁、汞、砷、硼等）。

5. 清胃腸淨肝膽的實例（本章節內容由何永慶社長提供）

圖 33 是一位中年女性經過 3 週酵素熱身準備後，連續二天所排出之沉積物。她自己驚呼：肝膽管裡放的下那麼多「寶貝」嗎？還有幾顆「寶貝」好大啊！

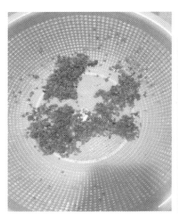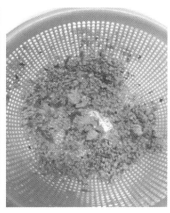

圖 33 清胃腸淨肝膽的第一天晚上及第二天清早的排出物

不過並不是每一位參與者都如此順利排出沉積物，與她同行的先生就收穫甚少。清胃腸淨肝膽的活動有其宜忌症，應由專人指導方安全。

一位清胃腸淨肝膽的參與者表示以前運動打球都不怎麼出汗，第 4 次清胃腸淨肝膽後，打球要換 3 套衣服，應該是汗腺通暢了，由此可知作 1 至 2 次清胃腸淨肝膽，難感受到顯著的差異。清胃腸淨肝膽排毒的缺點就是不能立竿見影，排 1、2 次也不見得有明顯的變化，它是一個漫長的過程，3 個月或半年以後才慢慢顯現功效，所以只有真正經歷過並堅持幾次的人才能體會。對於一切講求快速的現代人實施起來是太不容易。

肝膽裡的這些沉澱物、毒素，從液態到固體，從稀薄到黏稠，這個循環過程是天天都在發生的。雖然，肝膽都有自潔本能，但實際生活中，人們因飲食過當等因素，讓肝膽負荷過重。肝臟平均每分鐘就要處理來自全身約 1.5 至 2 公升的血液，我們數十年來不曾幫它清理過，長年下來就可能令整個肝膽淤塞到癱瘓，淤塞多寡，因人而異，自然影響到身體的正常運作。肝內外膽管淤塞的比較少者，身體新陳代謝的運作就會比較順暢。一位清胃腸淨肝膽排毒 10 次者說，以前開車覺得累，現在比較不累了。這是因為我們內臟交通阻塞減少了，肝膽裡的沉澱毒素濃度降低，當肝膽的堵塞越來越少之後，肝、心、脾、肺、腎的互動關係就會自然順暢。那麼，採用「清胃腸、淨肝膽」方法清過以後，還會不會繼續產生廢物？答案是當然會！**第一次排毒後，持續排毒的頻率與次數視個人毒素累積的程度及體能狀況而定，惟每次應間隔 3 至 6 個月為佳**，但不宜在秋冬季執行。

　　清胃腸淨肝膽的排出物有黑色、土黃色、咖啡色、深綠色、淺綠色、白色等。一般來說，色越深，說明肝膽內的結石前期物硬度越高，多為膽內沉結物。黑色、土黃色的固體排出物，多半是在肝內、外，肝膽管系統裡的。當排到一定程度時，仍有綠色廢物在其中，這些東西從哪裡來呢？只要身體裡面有膽汁或廢物（毒素），它就會透過五臟六腑的感應、感傳系統重新回歸肝臟（經肝腸循環等）。血管、膽管、淋巴管是有形的管道，而經絡是另一個無形的感應、感傳管道，二者都是循環系統，周而復始，如環無端。因此，除了肝膽裡的廢物毒素外，全身的廢物毒素亦會透過「清胃腸、淨肝膽」活動，一定程度地排出體外。

經絡是主控我們身體氣血運行的重要系統。中醫典籍《黃帝內經靈樞》裡面說「經絡者，內屬臟腑、外絡肢節」；「經絡者，所以決生死、處百病、調虛實，不可不通」。這是中國老祖宗對經絡的闡述，用現代科學的角度看，經絡是細胞與細胞之間、臟器與臟器之間、系統與系統之間；由裡而表，由表而裡；由上而下、由下而上的一個有序的、多層次的「信息、能量的感應、感傳系統」。正向的或負向的健康信息都隨著經絡系統傳遞。所以，中醫有「六經傳變」的理論。同樣的道理，身體裡面的毒素，也是高濃度會從低濃度滲透彙集；過去幾十年，我們在肝膽裡面累積的毒素濃度慢慢增高，其濃度高到快飽和的時候，必然全身到處感傳亂竄（滲透）。若我們沒有去減輕肝膽毒素濃度問題，毒素必將感傳全身，引起各個器官病變或老化而功能減損。

清胃腸、淨肝膽，將肝膽裡的毒素一清，身體其他部位的毒素會一定程度循環回流到肝膽，我們再將之排掉，合理的推論，透過排肝膽毒素，可達一定程度的全身淨化。這就是中醫所說的「六腑以通為順，膽居首」的內涵所在，也就不難理解「肝主疏泄條達」，良、惡都疏布全身的道理。所以，清胃腸、淨肝膽，是不可能作一次就竟其功的。

七 幹細胞療法

目前治療糖尿病有諸多瓶頸待突破，例如，降糖藥物及注射胰島素不能根治糖尿病，只有胰島細胞能健康分泌胰島素，才能根治糖尿病。如何讓胰臟的胰島 β 細胞正常的分泌，是治癒糖尿病的關鍵因素。補充新的健康的胰島細胞或修復胰島細胞是二個可行的方法，修復胰島細胞將在第十二節說明。理論上可經由幹細胞移植，由幹細胞產生新的胰島 β 細胞，但技術面如何突破是目前研究的重點。

1998 年美國科學家詹姆斯‧湯姆森博士（Dr. James Thomson）成功分離與培養人類胚胎幹細胞，胚胎幹細胞（embryonic stem cell）可以分化成身體任何一種細胞，包括胰島 β 細胞，但胚胎幹細胞的研究牽涉到複雜的醫學倫理議題，因此科學家轉向由成體幹細胞（adult stem cell）產生新的胰島 β 細胞，幹細胞再生醫學如火如荼的展開，衛生福利部於 2018 年 9 月 4 日開放幹細胞的研究治療，但目前幹細胞治療糖尿病的效果呈現正反兩極化的論點，運用幹細胞在臨床治療糖尿病仍是一條艱辛而遙遠的路程。

（一）幹細胞原理與糖尿病治療

幹細胞是一類具有多向分化及自我更新的細胞群體，人體的發育起始於精子與卵子的結合，受精卵再分化為胚胎組織都是全能幹細胞

（Totipotent stem cell），全能幹細胞分化為多能幹細胞（Multipotent stem cell），形成人體三胚層的任何一種細胞，最著名的就是誘導多能幹細胞（induced Pluripotent stem cell, iPSC），外胚層、中胚層、內胚層的任何一種細胞都屬於專能幹細胞（Specialized stem cell），進而分化為單能幹細胞（Unipotent stem cell），單能幹細胞只能向一種類型或密切相關的兩種類型的細胞分化，隨後發育為具完整個體的多種細胞。

　　從發育階段和獲取途徑不同來分類，幹細胞可以分為胚胎幹細胞、成體幹細胞和誘導多能幹細胞，分別在細胞來源、分化潛能、技術成熟度等方面具有各自的特點，說明如表6。胚胎幹細胞因倫理顧慮不在臨床應用，目前臨床研究使用最多的是具有體外增殖及多重分化能力的間質幹細胞（mesenchyma stem cell, MSC，是成體幹細胞）。由成體幹細胞經轉入轉錄因子而形成的誘導多能幹細胞，與胚胎幹細胞有相似的再生能力，卻無胚胎幹細胞的倫理道德爭議，誘導多能幹細胞的技術是2006年由日本學者山中伸彌（Shinya Yamanaka）的研究團隊發現，山中伸彌於2012年與英國生物學家約翰・戈登（John Gurdon），共同獲得2012年度的諾貝爾醫學生理學獎。

　　誘導多能幹細胞可促進胰島 α 細胞向 β 細胞轉變並保護 β 細胞不被自體免疫炎症破壞，促進 β 細胞再生，讓患者能自主生成胰島素，從根本上解決糖尿病，但在臨床上成熟的應用還需要一段時間。圖34分別說明：幹細胞的分化功能及間質幹細胞的應用與發展。

表 6　胚胎幹細胞、成體幹細胞、誘導多能幹細胞（iPS）的比較

胚胎幹細胞	●來源於胚胎，具有全能性 ●涉及倫理問題，應用備受爭議
成體幹細胞	●來源於組織，分化潛能相對較弱 ●不涉及倫理問題，來源豐富，包括造血幹細胞、間質幹細胞、神經幹細胞、脂肪幹細胞、心肌幹細胞等
iPS 細胞	●利用基因轉移等手段，使終末分化的成熟細胞特性改變而獲得的具有類似於胚胎幹細胞特性的細胞 ●具有多向分化潛力，技術尚未成熟

　　哈佛大學幹細胞研究所創始人之一道格・梅爾頓（Doug Melton）及其研究團隊，花了 15 年的時間，成功的將未分化的多功能幹細胞轉變為產生胰島素的胰腺 β 細胞，並且移植至第 1 型糖尿病患者體內，恢復其胰島素分泌和改善血糖。梅爾頓揭開了幹細胞誘導成能夠分泌胰島素和感應血糖含量的胰腺 β 細胞的分子步驟，並成立 SEMMA 生物科技公司，這種由幹細胞衍生胰島細胞治療糖尿病的方法，稱為 SEMMA 療法。幹細胞衍生 β 細胞的純化技術將在 2020 年進入人體臨床試驗。

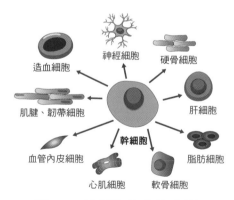

圖 34　幹細胞的分化功能

（二）黑麥植物幹細胞生長因子調養糖尿病

1996 年 3 月 20 日，英國首次官方證實了狂牛症病例，因此由動物取得幹細胞的風險倍增，因而開啟植物幹細胞的研發，瑞士科學家弗雷德・祖利（Dr. Fred Zulli）於 2009 年研發了蘋果幹細胞，後續植物幹細胞被廣泛的研究，各種植物幹細胞問世，如玫瑰植物幹細胞、黑麥植物幹細胞等。

植物幹細胞的醫療用途在官方未開放之際，部分國家開放植物幹細胞生長因子的應用，多數用於美容與抗老。細胞正常的生長過程是由幹細胞、新生細胞、成熟細胞、衰老細胞到細胞凋亡，生長因子可以讓成熟細胞不繼續衰老而轉變成幹細胞，幹細胞有高活性的端粒酶，端粒酶可以維持細胞端粒的長度，減緩細胞的衰老與凋亡。

黑麥幹細胞生長因子的功能就是不讓細胞粒線體端粒變短，端粒（Telemere）位於染色體的末端，每一條染色體的兩端大約有 2000 個端粒，端粒載有序列重複的 DNA，這種 DNA 序列的差異，構成物種之間的差異。在細胞分裂過程中，端粒會隨著細胞分裂次數的增多而逐漸縮短，使染色體的長度也跟著減短，當端粒縮短到一定的程度時，便無法繼續維持染色體的穩定度而導致細胞死亡，許多科學家認為端粒的縮短是造成細胞及個體老化的原因之一，較短的端粒與許多疾病如糖尿病、阿茲海默症有關。

端粒酶是一種染色體終端酵素，是可以催化端粒延長的酵素，若沒有端粒酶存在，隨著細胞分裂端粒會縮短，端粒耗盡時染色體會不

穩定，導致細胞衰老死亡，有端粒酶存在可維持端粒的長度及染色體的穩定，在正常成年人的細胞中都有端粒酶的存在，但活性非常低，有研究發現藉由適當刺激使端粒酶活化，可以使老鼠細胞停止老化並有年輕化的效果，但端粒酶被活化有可能發展成癌細胞，癌細胞是分裂與分化失常的異常細胞，癌細胞可以無限繁殖，其中一個條件就是突變產生活化的端粒酶，除了癌細胞之外，**幹細胞的端粒酶有高度的活性，故科學界正實驗利用幹細胞來處理細胞老化的疾病。**

生長因子是一種人體內生性的蛋白胜肽（Peptide），胜肽是一種微小蛋白質，扮演細胞與細胞間信息傳遞的信差，生長因子能調節細胞與細胞間的各類活動與功能，能刺激細胞增殖和細胞分化，使之結合到細胞表面的特異受體上，或驅使幹細胞分化成我們所設定的細胞，用於修復已被破壞的特定組織。目前生長因子已被廣泛運用於組織修復及護膚產品上。但微小蛋白幾乎無法不被消化系統破壞，難於經由消化吸收而傳送到身體各個組織間隙部位發揮作用。據自然醫學專家林詠琪表示，在不同國度有個案應用黑麥植物幹細胞生長因子配合經絡穴位調養糖尿病，成功的控制血糖及糖尿病足。

八 精油療法

精油的使用日益普遍，有不少案例均顯示出，若在專業人員的協助下使用植物理療級精油，可以控制血糖及併發症，但切不可自行盲目模仿，需諮詢專業的精油從業人員。

（一）精油的改善效果

精油運用在糖尿病症狀的改善上，可以用服用或塗抹的方式。有位嚴重的糖尿病患，體重近 160 公斤，須靠注射胰島素保持血糖穩定。透過精油專家的推薦，他試著服用了含有香菜（胡荽）、牛至等複方調配的精油，短短幾天內，血糖開始產生變化，他說他感覺食欲變小，不再有想吃糖的欲望。7 個月後，他的體重減約 36 公斤，8 個月後在沒有注射胰島素的情況下成功控制了血糖。

另一位病患也是被診斷出有 2 型糖尿病，他除了服用含有羅勒、檸檬、牛至成分的精油，並在在早晚用複方精油塗抹腳底。3 天左右，他的血糖降低到 100 左右，2 個月後體重減了約 45 公斤，血糖也一直保持在 100 以下。

有位多年的 2 型糖尿病患，出現了腳趾壞疽，醫師建議截肢。後來塗抹乳香、薰衣草和茶樹精油在她的腳趾上，12 週後，腳趾甲脫落，壞疽消失，傷口已經癒合。

另有一位糖尿病洗腎的病患，因撞到桌子而受傷，傷口紅腫痛，當天到洗腎室洗腎並要求處理傷口，專家經過病患同意，為她塗上乳香和薰衣草精油，4 小時後，傷口不痛了，而且比較乾燥。病患回家後，繼續把精油抹在在傷口及周圍的紅皮膚，一天 2 至 3 次，經過 7 天，傷口就好了。

（二）不同精油的功效

　　精油對糖尿病的調養功效，分別有平衡內分泌及血糖、促進循環代謝以自癒力處理併發症、激發免疫力以調養併發症、促進糖尿病傷口癒合等 4 類。

1. **平衡血糖、內分泌用油**：胡荽（Coriander）、肉桂、複方精油（肉桂、薄荷、檸檬、生薑、葡萄柚）、依蘭精油（Ylang）等。
2. **糖尿病併發症用油 —— 促進循環代謝**：檸檬精油（lemon）、葡萄柚精油（Grapefruit）、天竺葵精油（Geranium）等。
3. **糖尿病併發症用油 —— 激發免疫力**：羅勒精油（Basil）、牛至精油（Oregano）、安定情緒複方精油（Balance）等。
4. **糖尿病併發症用油 —— 促進傷口癒合**：薰衣草精油（Lavender）、茶樹精油（Melaleuca、Tea Tree）等。

九 壓力調適、心理健康療法

（一）糖尿病是一種心身疾病

糖尿病是一種慢性疾病，一般醫院聲稱它不能被徹底治癒，不少患者缺乏對糖尿病的正確認識，視糖尿病為可怕的疾病，加上日復一日的吃藥、打針及嚴格控制飲食及對糖尿病併發症的片面認識與恐懼，導致不少患者確診糖尿病之後心理壓力很大，而沉重的精神壓力與不良情緒，使皮質醇分泌亢進，大量的皮質醇會降低葡萄糖的利用，胰島素的拮抗激素，也就是升糖激素會升高，抑制胰島素的分泌，導致血糖升高，血糖控制不好病情加重，使病人更加悲觀失望，加重患者的憂鬱狀態，降低治療的依從性，更增加微血管和大血管及神經病變併發症的風險。另外，憂鬱的復發次數越多，糖尿病患者的身體功能和生活品質會越差，形成惡性循環。故疾病帶給人的不安全感會誘發憂鬱症。

在第 52 屆歐洲糖尿病研究協會（EASD）年會上公佈的一項全球研究數據顯示：2 型糖尿病患者憂鬱症發生率平均 10.3％，但是不同國家間差異甚大，孟加拉 29.9%、俄羅斯 17.0%、阿根廷 11.8%、中國 10.8%、泰國 6.2%、義大利 3.9%、印度 2.0%、烏干達 1.0%。

研究臺灣 2000 至 2006 年的健保資料發現，糖尿病人罹患憂鬱症比非糖尿病人多 43%；另一方面，憂鬱症的病人患糖尿病是非憂鬱症者的 2.02 倍（多 102%），因此糖尿病與憂鬱症有互為因果的關係，即糖尿病不僅導致和加重憂鬱症，而且憂鬱症也可誘發和加重糖尿病。

世界衛生組織把糖尿病定義為「心身疾病」，亦稱「身心疾病」，即心與身相互影響、互為因果之疾病，多數的慢性疾病多為「心身疾病」。血糖的波動與飲食、運動、情緒、壓力息息相關，換言之，即血糖受神經、內分泌調節及社會、心理等因素相互影響。

有研究發現，憂鬱症患者胰島素敏感性降低並有高胰島素血症，但隨著憂鬱症的治療與症狀的改善，胰島素敏感性可獲得明顯改善甚至糖耐量恢復。同時焦慮等情緒也會對血糖有所影響，所以關注糖尿病患者血糖的同時也別忽視患者的心理狀態與情緒，別讓心理壓力影響了血糖控制！故美國糖尿病協會（ADA）制定的 2018 版糖尿病診療標準，建議糖尿病診療應包括心理篩查和精神病史追蹤等。

（二）糖尿病併發焦慮與憂鬱的表現

所有的慢性疾病都是身心相互影響的，惟「心」是內隱的，不容易被察覺；「身」是外顯的，容易被覺知，故而一般人只觀察到身體的疾病而忽略心理的疾病，糖尿病亦不例外。若進一步有記憶力減退、大腦反應變慢、對外在事物漠不關心，並伴有焦慮感及睡眠障礙（早醒為典型表現），應提高警覺懷疑其是否有憂鬱症；**若患者對疾病治療如胰島素注射、服用藥物和對糖尿病的急慢性併發症，表現出恐懼、害怕回避行為、或異常的舉止，應考慮檢查是否有焦慮症。**如有焦慮，應會同專科治療。

（三）心理因素對自癒力的影響

喜樂的心乃良藥；憂傷的靈使骨枯乾。人人均知情緒是產生身體毒素的首要原因（心毒），但少有人能控制自己的情緒。現代人無止境的物質慾望及過勞妄為與負面的情緒，是消耗身體能量的，亦即會降低免疫能力及自癒力。

建立信仰、練氣功、瑜伽、打坐，均強調靜心，能良好地控制情緒。 先解決心的問題，才能根本解決身的問題。

心理因素對自癒力的影響是有生理基礎的，2008 年 3 月 17 日，美國南佛羅里達大學健康科學研究中心的威斯利博士（Dr. David Wesley）以 100 位自願者做實驗，分別採集受試者在各種情緒狀態下的心臟荷爾蒙分泌情況，結果發現：心臟的功能不僅僅只是輸送血液，它還會分泌 4 種荷爾蒙，這些荷爾蒙會對腎的活動產生影響、促使血管擴張、降低血壓、提高體內過量的水和鹽分的排泄能力、殺死惡質細胞等；心臟荷爾蒙的分泌與人的愉悅情緒成正比，健康的心態與恬靜的生活，使心臟啟動了自癒機制，當人處在痛苦、擔憂、抑鬱等負面情緒狀態時，心臟幾乎完全停止分泌這種荷爾蒙物質。

威斯利教授的研究驗證了人的情緒影響心臟荷爾蒙的分泌，心臟荷爾蒙的分泌進而影響生理作用的運作，如免疫系統的水準、壓力荷爾蒙的水準、葡萄糖的調節機制等。故人體自身戰勝了疾病的關鍵是心境與情緒，然而人最大的敵人是自己，意味著調伏自己的心境與情

緒不是一件容易的事情，《上古天真論》中早已說明調伏自己的心境與情緒的方法是：「恬淡虛無，精神內守，真氣從之，病安從來」，無奈現代人難以做到！

十 養護肝臟及腸道法

　　肝臟有著「人體將軍」之稱，可見，肝臟對人們來說有多重要。肝臟是人體最大的化學工廠，這個重達約 1.5 公斤的器官，可以完成身體代謝的化學反應，遠超過任何人為興建化工廠的速度和效率。人體各種化學反應均需要「酶」，人體內約有兩千種酶，肝臟就能生產其中的一千種。

　　肝有「疏泄及藏血」兩大功能，所謂疏泄，就是讓機體循環能夠疏通、暢達，肝的解毒、排毒，就是疏泄的過程，惟肝臟不會分辨，良惡均會疏泄。例如經常愛生氣的人，時間久了，肝氣會鬱結，鬱結的肝氣會疏泄至脾胃，就影響脾胃的運化功能，也就是消化功能變差，所以人生氣了就不想吃飯。所謂藏血，就是肝臟負責調節全身氣血運行及血液分配。例如，飯後血液流到消化系統，這時大腦大腦的思考運作會減緩，運動時，血液分配到四肢，女性生理期血液分配到生殖系統，都是由肝臟主司的，故俗話說：養肝就是養命！

（一）乾淨療法

　　乾淨療法是 2017 年 9 月在北京召開「世界中醫藥學會聯合會糖尿病專業委員會」之一專家（中醫糖尿病醫院）所提出的糖尿病治療模式。

肝臟是代謝的中心，蛋白質、脂肪、糖類均在肝臟代謝，分子生物學研究發現肝臟的代謝機制有 1200 餘種，故代謝症候群的治療要由肝臟下手。蛋白質、脂肪與糖類的代謝紊亂，均與肝臟、膽囊的毒與堵有關。在肝臟受到毒與堵的損傷時，無法接收到胰臟發出的將血糖轉化為肝醣的訊息，所以肝臟雙向調節血糖的功能受損，形成血糖過高或過低的波動，包括胰臟在內的所有器官均受高糖毒血的浸潤或低血糖引起全身細胞缺乏營養與能量之害。同時，肝內脂肪過多會占去胰島素信息通道，故脂肪肝或肝臟損傷 3 至 5 年後會有糖尿病，一般而言專業中醫師所開立的調肝處方，多可處理糖尿病。

　　肝臟沒有神經細胞，在毒與堵的情況下，肝臟不會報警，故身體沒有顯著的症狀，但肝臟有再生能力，以清肝計畫（LCP）或清胃腸淨肝膽的方法除去肝臟及膽囊的毒與堵之後，再以乾淨療法完整補充肝臟再生所需的營養，消化系統吸收到的營養，經腸道內的血管能夠在分配到其他器官之前首先到達肝臟，幫助肝臟排除肝內的脂肪與毒素，當肝臟完全恢復後，血糖就可調好，故養肝是根治三高的指路明燈。

　　肝臟受損時，蛋白質的代謝亦出問題，可能無法合成身體所需的 20 種胺基酸，乾淨療法是根據 20 種胺基酸在體內占比，以口服法，充裕供給溶於水的小分子胜肽及維生素，以營養療法來協助肝臟排除肝內的脂肪及再生肝細胞，再輔以疏通經絡，可收內調外治之效。胜肽是由 2 至 50 個胺基酸組成的小分子蛋白質，而蛋白質是由 50 或更多個胺基酸組成的。人體內約有一萬多種胜肽，是人體中膠原蛋白、皮膚、免疫球蛋白、DNA、酵素、內分泌等不可或缺之前驅物，胜

肽也是皮膚纖維母細胞及彈力纖維之前驅物，人體的胰島素及大腦中的腦內啡都是一種胜肽化合物，較知名的輔酶 Q10 是由三個胺基酸鏈結而成的胜肽，胜肽只需微量就有極強的生理功能與生理活性，健康的人可以經由胃、胰分泌的胃蛋白酶，胰蛋白酶分解蛋白質經水解、吸收利用，自體合成胜肽，口服之小分子胜肽及維生素，經消化酶分解成胺基酸，可被腸道吸收，進入血液循環系統，血液先流經肝臟，後由心臟循環全身，故小分子胜肽及維生素，會先被肝臟吸收，有類似標靶治療之效。乾淨療法僅適用於 2 型糖尿病及妊娠糖尿病。

（二）減輕肝臟負擔，供給均衡營養

　　肝病是我國的國病，不健康的生活方式，使肝臟承受巨大的負荷，但肝臟是沉默的器官，日積月累的損傷卻無痛感，故病毒性肝炎、酒精性肝炎、脂肪肝、肝硬化、肝癌等病變有極高的盛行率。

　　愛護肝臟的第一步就是減輕肝臟負擔。均衡飲食、保持正常體重、戒菸限酒、不亂吃藥，減少肝臟的解毒及代謝的負擔。酒精的主要成分乙醇會直接刺激、損傷肝細胞。暴飲暴食、發怒生氣，對肝臟是巨大的傷害。睡前不玩手機、不吃宵夜，避免肝臟過累。飯後靜坐、閉目養神 20 分鐘，可護肝消食、滋陰去燥。依生理時鐘養生，傍晚5 至 6 時進晚餐，因為 7 時後消化酶分泌減少，太晚進食或吃宵夜，食物不能充分消化，會腐化堆積，形成有毒物質，經肝腸循環讓毒素進入肝臟日積月累造成肝損傷。

每晚子時（23:00-1:00）開始，就是肝膽自我修復的時間段，淩晨1至3點是養肝血的最佳時間，最晚應23點前上床睡覺，最好此時能進入深度睡眠，中醫認為睡眠最補，就是這個道理。如果不得已熬夜了，就應攝取足夠的抗氧化營養素來對抗體內堆積的自由基，以保護自己，讓熬夜對身體的傷害減到最小。避免各種可能受血液汙染的器具如消毒不嚴格的輸血、打針、穿耳洞、刺青、和與他人共用牙刷、刮鬍刀等。

養護肝臟的第二步就是供給充裕、均衡、優質的營養，避免隱性飢餓影響肝細胞代謝能力。如優質蛋白質是肝臟多種代謝產物的載體，擔負著轉運脂肪、荷爾蒙的作用。合理控制動物蛋白的過多攝入，增加大豆蛋白攝入，利於減低肝臟代謝負荷；增加磷脂（如卵磷脂、大豆磷脂）攝入，利於改善肝功能，快速修復受損的肝細胞；攝取充足的熱量，滿足肝細胞的能量需要，不作不科學的減肥，比如只吃水果，不吃主食；或是高蛋白、低碳水化合物的飲食組合，會因能量不足，肝臟無法將脂肪完整代謝並有效轉運，導致脂肪肝的發生。蔬菜、瓜果、芋類、菌菇類、海帶、十字花科的甘藍和捲心菜等富含維生素和礦物質，特別是維生素 B 族、維生素 C、K 等都是肝臟解毒和代謝活動的助力。

（三）養護腸道

養護好腸道才能確保營養的消化、吸收與利用。**養護腸道需處理好腸躁症及腸漏症**。腸躁症的臨床治療只能用藥物緩解症狀；腸漏症目前亦無藥物或手術來治療，基本上，作好壓力調適及情緒管理、勵行健康的生活，對腸躁症及腸漏症均有助益，惟需一段時間的調養，要有耐心與恆心。

腸漏症是腸黏膜屏障功能下降，是隱微不顯的器質性病變，無法用內窺鏡或結腸鏡檢測出的，因此，胃腸病學家、風濕病學家、內分泌學家和內科醫生很少提到腸漏也就不足為奇了。腸漏可應用功能醫學作腸道通透性評估及消化功能綜合分析來檢測。

養護腸道避免腸躁與腸漏，在飲食方面需避免高糖、高精緻食品與飲品及含化學添加物的食品，因為這些食品容易導致腸道發炎，形成腸漏；慎用抗生素，因為抗生素破壞腸道菌群平衡。攝取天然原形含完整營養素的食物是維護腸道健康所必需的，此外應注意營養素的均衡，優質蛋白質、優質油脂、全穀類及根莖類周延的攝取，全天所攝取的蔬果類應占一天總量的一半以上，各種顏色葉菜類的多酚植化素是抗發炎、抗氧化的天然物質，蔬食豐富的膳食纖維，促進腸道蠕動，均有助於維護腸道健康，避免腸漏。

美國自然醫學專家多尼威爾遜（Doni Wilson）根據治癒自身腸漏和治療許多患者的經驗制定了一個修復腸漏的「五步計畫」。分別為：

1. 確認自己罹患腸漏的病因。
2. 確保食物充分的被消化，並根據個人需要選擇一些幫助消化的補充劑。
3. 補充能夠支持腸漏修復的飲食或補充劑。
4. 改善失衡的腸道菌群。
5. 緩解身心壓力。

若自己沒有信心能夠處理「五步計畫」，就需請教自然醫學專家。

十一 反射療法

　　反射療法（Reflexology），即反射學或反射法。反射療法是建立在全息生物學理論及神經反射學理論的基礎上，採用手法或其他工具，對人體體表各全息元中的反射區（點），施加刺激引起人體內部生理調整的一種自然療法或自然保健法。反射療法包括足反射療法、耳反射療法、手反射療法、眼反射療法、鼻反射療法、第二掌骨反射療法、第三掌骨反射療法、脊反射療法等。

　　腳底按摩在臺灣是家喻戶曉的保健方法，腳底按摩即是足反射療法的應用，簡稱足療，其操作方便、簡便易學，效果顯著且無副作用，是兼具防病、治病之自我保健方法，尤其是對中、老年人自我保健更具有價值，由於其安全性和有效性，在診斷、預防和調養糖尿病中越來越顯示其功效，故備受重視。

　　足療是透過刺激人體腳上反射區來達到它相應器官的調整，從而預防及處理疾病。糖尿病是胰腺的問題，腳上有相對應的反射區。在腳上既可以透過反射區來診斷胰臟是否有問題，又可以透過反射區來處理胰臟的問題，所以足療可以應用在糖尿病的診斷、預防及處理。

　　足療對糖尿病的診斷是在患者足部的胰臟反射區觸摸有條索狀、軟塊陽性物及疼痛。糖代謝敏感區觸摸有軟塊、顆粒狀陽性物及疼痛。1 型糖尿病患者在免疫系統反射區有陽性塊狀物。在足部，和胰

腺相對應的反射區分布在左右兩腳足底，和胰臟在人體實際的解剖位置相同，左腳區域較大（胰體和胰尾），右腳區域較小（胰頭）。**正常人的足部胰臟反射區不應有陽性物的存在，而一旦胰臟反射區觸摸到有軟塊或硬塊，往往反映實際的胰臟功能失調**，比如：胰腺炎、血糖異常（過高或過低），所以，一旦足部胰腺反射區出現陽性物就警示胰臟有問題。

　　足部反射區是人體器官早期疾病的警報器，當人體發生病理現象10%的時候，足部相對應的反射區就有陽性反映。在醫院檢查空腹和餐後血糖指標都在正常範圍時，糖尿病前期或糖尿病後備軍，其足底會早期反應血糖異常的現象，即同樣在足部的胰臟反射區可觸摸到有軟塊或硬塊，故可及早反映空腹血糖受損或糖耐量減低的實際胰臟功能失調。因此也為糖尿病的預防起到了積極作用。

　　自1991年至今，足療已走過了20多年的理論和臨床實踐，有許多患者堅持長期的足療，血糖得到了改善，有的藥量減少甚至停服，有效地控制了血糖和併發症，而且足療是物理療法，透過刺激足部反射區引起相對應器官的調整，沒有藥物所帶來的副作用。

　　足療針對1型糖尿病的治療意義在於兩方面：一是自體免疫系統發生了問題，自己人打自己人。1型糖尿病就是身體的免疫系統攻擊胰腺中的胰島細胞，並最終破壞它們製造胰島素的能力，導致胰島素終生依賴。足部有和免疫系統相對應的反射區，比如人體的扁桃腺、胸腺、脾臟等，另外還有相對應人體的能分泌糖皮質激素的腎上腺反射區，刺激這些反射區可調整免疫異常，使得免疫功能回歸正常，從

而減少對胰島功能的損傷。二是 1 型糖尿病是青少年高發病期，抓住孩子發育時機，調整孩子免疫和胰臟功能，內因和外因共同努力，最大程度搶救和修復胰島細胞。

糖尿病不可怕，可怕的是各種併發症。血糖長期控制不好會導致神經、血管損傷，引發眼睛、腎、糖尿病足等併發症。如果在足療糖尿病的同時，經常刺激這些容易發生併發症相對應的反射區，能夠預防和處理糖尿病及其併發症。

足療調理 1 型或 2 型糖尿病的處置略有差異，2 型糖尿病的處置包括基本反射區和重要反射區，而重要反射區則包含症狀區（包括胰在內的內分泌系統和糖代謝敏感區），和相關區（大腦、小腦腦幹、眼、心、腎等。

足療調理 1 型糖尿病的處置包括基本反射區和重要反射區，而重要反射區則包括症狀區（包括胰在內的內分泌系統和糖代謝敏感區），和相關區（免疫系統反射區、腎上腺、大腦、小腦腦幹、眼、心、腎等）。

十二 修復胰島細胞

　　修復胰島細胞，提高胰島功能，讓自身分泌的胰島素把血糖調節好，讓血糖進入細胞，轉化為能量，供各器官應用，保持機體能量正常運行，才是根治糖尿病。

　　不管是降糖藥還是胰島素都只能降糖，而不治糖尿病。因為它是對症治療，而不是從根本上治療糖尿病，因此若想根治糖尿病，要從修復胰島細胞做起。2008 年第 68 屆美國糖尿病協會（ADA）學術大會表彰了德夫羅佐博士（Dr. Defronzo）提出了糖尿病治療的新模式。德夫羅佐博士及其團隊，對 124 具糖尿病患者的屍體進行解剖，對其胰腺組織進行了鏡下觀察，發現 2 型糖尿病患者的胰島素分泌缺陷與胰島 β 細胞數量減少有關。肥胖的空腹血糖受損者（IFG）和肥胖的 2 型糖尿病患者，與非糖尿病的肥胖者相比，β 細胞數量分別下降 40% 和 63%。消瘦的 2 型糖尿患者與消瘦的非糖尿病患者相比，β 細胞數量下降41%；肥胖的 2 型糖尿病患者與肥胖的非糖尿病組相比，β 細胞凋亡增加 3 倍。消瘦的 2 型糖尿病患者與消瘦的非糖尿病組相比 β 細胞凋亡增加 10 倍。

　　這些結論提示，2 型糖尿病患者 β 細胞量減少主要是因為 β 細胞凋亡增加。因此，對抗凋亡的治療應該成為 2 型糖尿病治療的新方向，因為這可能逆轉糖尿病而不僅僅是降低血糖。德夫羅佐博士強調：當一個事物是新的時候，它可能不被認為是正確的，而當它被證實的時候，它也就不再是新的。

醫學界都很清楚一個事實，胰島 β 細胞功能衰竭，是糖尿病致病的核心因素，**以藥物對抗高血糖是損傷胰島 β 細胞以及犧牲人體健康為代價的**，**糖尿病人持續性的胰島 β 細胞損傷，必然導致其分泌胰島素的水準減弱或完全消失**，在早期藥物可以控制血糖，但隨著時間的延長藥物會逐漸失效，血糖進一步升高，臨床只能依靠增加降糖藥的劑量或種類來彌補這種缺失的平衡，無法阻止胰島細胞的持續損傷，也無法修復已經損傷的胰島細胞，故單純降糖只是一個惡性循環，最終併發症無可避免的出現，導致患者死亡。

圖 35 是臺灣糖尿病衛教之父林瑞祥教授手繪的 2 型糖尿病的自然病程，自然病程的意思是指不對疾病作干預，疾病自然發展的過程。作圖的數據，由發病當年至第 6 年的胰島 β 細胞功能 % 來自英國的實驗觀察，由發病第 6 年至第 14 年的胰島 β 細胞功能 % 則來自數學方程式的推論。

由圖中可知，2 型糖尿病發病前的 12 年，已有葡萄糖耐受不良（IGT），胰島 β 細胞因損傷而逐年遞減，4 年以後，即 2 型糖尿病發病前的 8 年，餐後血糖升高（PPH），胰島 β 細胞繼續逐年遞減，2 型糖尿病發病的當年，胰島 β 細胞的功能僅剩餘 50%，發病的第 2 年，胰島 β 細胞的功能會反彈而略升，之後逐年下降，由圖中的推論可知，發病第 14 年時胰島 β 細胞功能降為 0%，必須完全依靠外源性胰島素提供身體之所需。

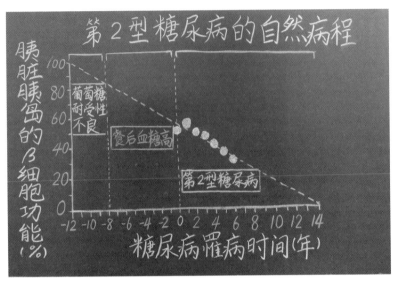

圖35　2型糖尿病的自然病程（資料來源：林瑞祥教授）

　　歐洲的研究與圖35的結論近似，但數據略有差距，歐洲的2型糖尿病患者體內胰島β細胞的數量平均約下降了50%，當被確診為糖尿病時，其體內胰島β細胞功能已經下降了大約75%。空腹血糖受損（1FG）者，胰島β細胞功能受損可達50%，糖耐量受損（1GT）人群胰島β細胞功能受損可達80%，而新診斷的2型糖尿病患者已經損失了90%。2型糖尿病患者其β細胞的數量減少，主要是因為胰島β細胞凋亡增加，2型糖尿病人群在不用藥物治療干預的情況下，胰島β細胞以每年4.5%的速度自然下降。臨床實踐中發現，新診斷的糖尿病病人，其有效功能β細胞大多數在10%以下，甚至還有5%以下的，所以必須打破傳統觀念，把治療的重點轉移到如何提高胰島β細胞功能方面，針對「抗胰島β細胞凋亡」的治療應該成

為 2 型糖尿病治療的新方向，因為這可能逆轉糖尿病而不僅僅是降低血糖。因為在糖尿病的早期胰島 β 細胞的功能是可逆的。患病十多年的 2 型糖尿病患者若問他，你的胰島功能有多少？患者會回答不知道，因為沒有醫生提到過，這就是目前糖尿病治療的盲區。

歐洲糖尿病研究基金會（EFSD）及糖尿病學會（EASD）近期的研究表示，糖尿病並不意味著要終身降糖。已有研究證實，即使在其體內大部分的胰島細胞損傷的情況下，仍然可能將其中半數以上的不良胰島細胞進行重新修復。即使體內 90% 的胰島細胞損傷，依然能重新修復 50% 以上的胰島細胞。這樣胰島 β 細胞得到修復，胰島素分泌水準恢復，血糖自然降下來了，血糖穩定住了，就不易反復，更不需要依賴降糖藥或胰島素注射了。

國外有報導指出改善和疏通微循環有助於刺激細胞再生，有激發微血管形成新的側枝循環的作用，用此思路於糖尿病之治療，有可能取得神奇的效果，而「血管內皮細胞能夠再生」的理論，已獲得驗證。動物實驗發現先讓小白鼠吃藥，使胰島細胞萎縮死亡，當功能僅剩 25% 時，又給小白鼠吃營養類補充劑，僅 15 天時間，在電子顯微鏡下觀察，已萎縮的 β 細胞可以康復到健康水準的 95%，這一實驗初步證實，β 細胞再生修復的理論是有一定的實踐依據。

隨著胰島細胞萎縮死亡，胰島功能也就日益下降，進入胰島功能失代償期，血糖將持續增高、無法控制。如何修復胰島功能呢？有兩個核心觀念必須堅持：一是通、二是補。「通與補」也是貫穿本書各種療法的基本精神。

「通」是指通經絡、改善微循環，人體的大動脈像一個管道，負責運送新鮮血液及營養物質；大靜脈負責回歸舊血液和代謝廢液。由於大血管管壁厚，營養不能通透過去，所以，它們不進行運送物質的交換，不直接給細胞提供營養。血管到了微血管後，在微循環中流動，由於微細血管很薄，直接貼近細胞，所以微血管中的血液就可以將氧氣、營養物質交換給細胞，並帶走細胞代謝的廢棄物。

正常生理情況下，人體的每個細胞、每個器官都要依靠微循環供給它充足的氧氣和各種營養物質，並將細胞的廢物排出體外。但是在各種致病因素的作用下，人體首先發生微血管的痙攣收縮，使組織細胞的血灌流量減少或中斷，造成微循環障礙，在這種情況下，一方面導致氧氣和營養物質供應不足，另一方面又會形成體內新陳代謝所產生的廢物和毒素無法正常排泄，進而導致組織器官的功能損害，產生各種病變，這是一個毒、堵、亂、損的過程，糖尿病也不例外，當各種糖尿病致病因素作用於人體時（例如毒與堵），首先引起機體胰臟的血管痙攣收縮形成微循環障礙導致 β 細胞供血不足，使胰島功能下降，長期的胰島功能下降必然產生糖尿病。因此，**微循環障礙是各種疾病的中間過程，只要改善微循環障礙，就可以阻斷疾病的進程，並逆轉整個病程**，使疾病向康復的方向轉化。

成人的胰島約有 100 至 200 萬個細胞，每個胰島細胞都與毛細血管接觸，改善微循環不僅可以修復、提高胰島功能，而且可以預防和治療糖尿病各種併發症。例如糖尿病腎病，在早期唯一表現的是尿微量白蛋白增高，如不干預即可造成腎小球硬化，最後發展成尿毒症，

而用改善微循環的方法就可以消除尿蛋白，減少患者最後走向透析、換腎的厄運。

在中醫來說，改善外周循環的藥物有多種，如莨菪類藥，它廣泛分佈於自然界，尤其是茄類植物，能迅速解除微血管痙攣，起到改善微循環的作用，惟需經中醫辨證論治處方。

「補」是補氣血、補元氣，中醫認為，元氣為先天之精所化生，是人體最基本最重要的氣，由先天之腎所藏，後天脾胃來濡養，藉三焦和經絡流行分佈並彌漫全身，元氣看作是人生命的總動力，但並不把元氣隸屬某一臟器，而是把元氣看作與生俱來、與生同在，周行全身上下內外的元真之氣。從中醫的角度補充黃芪、紅參、麥冬、黃精等均可提高胰島功能。補氣血、補元氣除中草藥外，營養補充是最基本的。

補蛋白：蛋白質是生命的物質基礎，沒有蛋白質就沒有生命。因此，它是與生命及各種形式的生命活動緊密聯繫在一起的物質。機體中的每一個細胞和所有重要組成部分都有蛋白質參與。人體的生長發育、組織器官損傷修復都離不開蛋白質參與，蛋白質占人體重量的16%至20%，即一個體重60公斤的成年人，體內約有蛋白質9.6至12公斤。人體內蛋白質的種類很多，性質、功能各異，但都是由20種胺基酸、蛋白胜肽按不同比例組合而成的，並在體內不斷進行代謝與更新。補充優質蛋白及其衍生物均提高胰島功能。我們透過上述通血管、改善微循環，給予補氣、營養滋補類的中藥與營養劑，可以增加胰島的供血供氧、增加營養物質，胰島功能就可以不同程度的提

高，此部分與前面的營養補充品有相輔相成之效。

　　全球糖尿病專家近 10 年來已經意識到胰島修復療法對糖尿病現在及未來的重要影響。有藥廠生產飲食補充劑宣稱有胰島修復功能，目前市場上有山苦瓜膠囊、肉桂膠囊。**山苦瓜膠囊**是藥廠先從金魚草中提取基因轉植入印度山苦瓜中，培育為含有花青素的新型紫色山苦瓜，由此萃取胰島修復元素（MHCP, 甲基羥基查爾酮聚合體），很多糖友都知道山苦瓜萃取物。**肉桂膠囊**是從斯里蘭卡錫蘭肉桂中提取的胰島修復元素，肉桂是調味料，也是一味熱性中藥，有助於增加胃液分泌，促進胃腸蠕動，排除消化道積氣，緩解胃腸痙攣性疼痛，興奮神經血管，促進血液循環，並使體溫上升，時至近期，肉桂當中的成分不斷被發現，它具有抗氧化、抗發炎、抗菌等多種特性，對於多種慢性疾病及血管幽靈化（微血管被毒素阻塞，失去交換氣體與交換物質的功能，形成如幽靈一般的血管）有潛在的輔助效益，但肉桂含有香豆素，過量食用會損傷肝腎功能，每人每公斤體重攝入量 0.1 毫克。

十三 減少糖基化終產物的發生

　　糖基化終產物（Advanced Glycation End products, AGEs）因為是不可逆的化學物質，所以無法分解，在體內排除困難，會持續累積，是造成糖尿病的原因之一，在烹調方式失當章節中曾有說明，此處是由防治的角度說明。1912 年，法國科學家梅納（Louis-Camille Maillard）最早報告了 AGEs 這種非酶化的蛋白質與葡萄糖的反應物質，因此這反應被稱為梅納反應（Maillard Reaction）或褐變反應，隨著反應的進行，食物的褐色會越來越深，並賦予特殊的風味，例如在烤火雞時對其進行的褐色處理。

　　人類很早就知道，食物在烹調（加熱）或加工過程中有糖和含胺機化合物（蛋白質、胜肽與胺基酸）就會發生糖基化反應，但在人體內也會發生類似的反應卻是近年才確認的事實。不同的是食物烹調或加工過程形成 AGEs 比較快（數分鐘至數十分鐘），人體內形成 AGEs 比較慢（數週至數月）。

　　體內的生化反應一般都需要酶的催化，但蛋白質和葡萄糖在體內可以沒有酶的情況下就作用產生可逆的「早期糖基化產物」，當血液循環中持續的高血糖水平時，使早期糖基化產物有機會經過氧化、重排、交聯的過程，產生不可逆的「晚期糖基化產物」，即糖基化終產物（Advanced Glycation End products, AGEs），AGEs 是一群化合物，這些終產物如羧甲基賴氨酸（CML）、戊糖苷素、3- 去氧葡萄糖酮酸、

吡咯素（Pyrraline）、吡咯醛、丙酮醛（MG）等，對這些化學名詞陌生的讀者，可以籠統地將其稱之為「毒素」。

AGEs 呈棕黃色（就是烘焙食品表面的顏色），有螢光性（可以用螢光法檢測它們）和交聯性（可以發生進一步的反應），結構特異、對酶穩定、不易被降解（不容易被分解清除）。人體內這些棕黃色的、穩定的、「閃著螢光」的、結構另類的異端分子，只有極少數能透過單核巨噬細胞從腎臟清除，在腎臟周圍可發現絕大多數不能被清除的 AGEs 堆積。

AGEs 具有自發螢光的特性，在近紫外光的照射下，能夠在可見光波段發射螢光，因此，糖尿病的臨床檢測透過長波紫外光激發人體皮膚，可以根據獲得的皮膚 AGEs 光譜特徵參數，反映人體糖基化終產物的積聚水準。人體內絕大多數部位或器官都能檢測到 AGEs，食物中也能檢測到 AGEs，而且個人體內的 AGEs 含量和他食物中 AGEs 的多少有密切關係。

身體內的 AGEs 對健康的危害十分廣泛，AGEs 隨著年齡增長在體內積聚增多，使血管壁的彈性降低、硬度增加，引起動脈粥樣硬化（如冠心病、頸動脈斑塊等），已有研究發現冠心病患者血中 AGEs 濃度較非冠心病對照組明顯升高；在非糖尿病的冠心病患者血液中，AGEs 含量與冠狀動脈血管病變數目呈正相關，即多支冠狀動脈病變的患者血中 AGEs 含量明顯高於單支冠狀動脈病變和雙支冠狀動脈病變患者。糖尿病患者合併冠心病時，動脈管壁中的 AGEs 沉積，與動脈粥樣硬化病變嚴重度正相關。糖尿病合併頸動脈粥樣硬化及頸動脈

斑塊者血清中 AGEs 顯著高於無頸動脈粥樣硬化的患者，這進一步說明 AGEs 在動脈粥樣硬化的進展中起著重要作用。

AGE 也在腦內沉積，與異常的腦內蛋白交聯與氧化反應，會使腦神經元受損，AGEs 可透過受體和非受體二種途徑參與阿茲海默症（老年失智和早發性失智）的發病過程。

未患糖尿病者在其組織中 AGEs 隨年齡緩慢增加，但在糖尿病患者體內，由於高血糖水平加速了 AGEs 的產生，使其大量蓄積。體內產生的過量 AGEs 可以與蛋白質交聯，使正常的蛋白結構轉變成老年蛋白的結構，影響蛋白質性能，也可以透過與特異受體結合，發生反應來改變細胞功能，從而導致機體的病理變化。同時，被「糖基化」的蛋白質從原本的大分子分解為小分子並且進入血管壁，引發白血球攻擊，因而造成全身性的發炎反應。

美國糖尿病控制與併發症實驗（DCCT）和英國糖尿病前瞻性研究（UKPDS）等結果證明，皮膚中 AGEs 濃度的異常升高是提示糖尿病和未來可能發生併發症的生物標誌（Bio-marker）。目前的研究證明：**AGEs 會加速人體的衰老和導致很多慢性退化型疾病的發生**。所以 AGEs 是全球醫學界最熱門的研究領域之一，晚期糖基化終產物可作為測試老化進程的時鐘，已被眾多學者公認為衰老的理論之一。

雖然目前尚不清楚 AGEs 進入血液的機制，但可以肯定它們可以進入。而且近年有多個研究顯示，高溫烹調使食物糖基化終產物增加，食物中 AGEs 的增加，使攝食此食物的人體血液及其他組織中

AGEs 含量增加，因而使糖尿病、動脈粥樣硬化、冠心病、阿茲海默症、骨質疏鬆等數種慢性病風險增加。除食物外，高血糖（糖尿病和糖尿病前期）、衰老、氧化壓力等也增加人體內 AGEs 含量。

動物性食物富含蛋白質及油脂，本身就含有較豐富的 AGEs，以乾熱（Dry-Heat，如烤、煎、炸）方式烹飪，會促使 AGEs 的產生增加 10 至 100 倍。食物以濕熱（Moist-heat，如煮、蒸、川燙）方式烹飪，可以減少 AGEs 的產生。烹煮過程中，加醋或檸檬，也可降低 AGEs 的產生。

相對於肉類與油脂類，碳水化合的食物（蔬菜、水果、全穀類等）即使烹飪也不易產生 AGEs，原因可能在於這類食物的含水量高或者含有豐富的抗氧化物和維生素的關係，因而減少了新 AGEs 形成。此外，在這類碳水水化合物的食物當中，大部分是含有「醣」而非「糖」，因此較不易形成 AGEs。乳品的 AGEs 相對比較少，脫脂牛乳的 AGEs 比全脂牛乳要低上許多（2 kU /100 毫升 vs. 5 kU /100 毫升。kU（K-units/Kilounits）是衡量食物中 AGEs 含量的單位。低溫烹飪能夠使飲食相關的 AGEs 含量降低 33% 至 40%。**以蒸煮食物代替高溫烹調，透過調整飲食（如增加粗糧和蔬菜）和增加運動降低血糖水準，對降低體內 AGEs 的含量有助益。**

不管是蛋白質還是脂質的糖化都可能生成 AGEs。其來源，一是攝食過量的糖和蛋白質在體內合成 AGEs，二是烹調方式不當，透過進食將食物中存在的 AGEs 攝入體內。此外體內的氧化壓力如抽菸、二手菸還有空氣汙染等都可能增加體內的 AGEs 生成。

食物中 AGEs 的含量可以用關鍵字「食物的 AGEs 含量」在網路上查詢，惟針對 AGEs 群中不同的化合物（如 CML 或 MG）作檢測，數據會略有出入。節錄常見食物中的 AGEs 含量（kU/100g）：牛奶 5、米飯 9、水煮花生 17、烤蘋果 45、麵包 100、炸薯條 1522、巧克力曲奇餅乾 1683、洋芋片 1757、煎牛排 10058、燒烤雞皮 18520、煎培根 92577、可樂 8.5、茶 2、咖啡 2.2。

食物 AGEs 建議攝取量的研究尚不多，The AGE-Less Way（不老的方式） 網站建議人們每天攝入 AGEs 的 kU 值應在 5,000 至 8,000 之間。以水煮、蒸或是燉等方式烹調的低脂肉及蔬菜水果，AGEs 一天的攝取量大約會低於 7,500 kU。

對患有糖尿病的人而言，減少由食物中攝取的 AGEs 是很重要的事情，因為他們自身產生的 AGEs 會比常人多，而患有腎臟病的人則是在清除體內 AGEs 的能力較差，更應小心。有研究發現只要 AGEs 攝取量減少至平常飲食的一半，就能顯著降低體內的氧化壓力、避免胰島素敏感性與腎功能的衰退。

糖化反應必須有三個基本要件，糖、蛋白質與熱高溫烹調，重複油炸或長時間高溫烹調富含糖、油與蛋白質的食物，基本上就是 AGEs 含量的保證。抗糖化飲食就要反其道而行，即減少來自食物的 AGEs 攝取，緩和飯後血糖上升、提供身體抗氧化系統需要的營養素。

以蒸煮燙的方式處理食物，不吃含添加物的加工的食品，如香腸、臘肉、罐頭、泡麵、糖果、素雞等；不吃烘培類的食物如餅乾、

蛋糕、巧克力等；不吃過氧化的食物如炸、烤、燻或焦的食物；不喝非天然的飲料；不吃不新鮮或隔餐的食物，都可以減少來自食物的 AGEs 攝取，並降低身體的氧化壓力。

調整進餐順序以肉菜飯的順序進食，忌白米、白麵、白糖三白食品，吃全穀類、根莖類、瓜果蔬菜類，細嚼慢嚥進食，可緩和飯後血糖上升。吃含抗氧化劑的各種五顏六色的植物瓜果蔬菜等，服用抗糖基化營養素補充劑如維生素 B_6，維生素 B_1，維生素 E、葉酸以及類胡蘿蔔素、花青素等抗氧化劑，胺基酸及其衍生物、寡肽類化合物，如乙醯半胱氨酸等，可提供身體抗氧化系統需要的營養素，對減少 AGEs 都有助益。

十四 綜合養生法

　　日光療法、冷療、熱療等，均可以促進新陳代謝，進而降低血糖。例如有研究發現泡熱水澡有降血糖之效，將老鼠放在寒冷的環境中兩個星期，老鼠熱能的產量提高了，血糖就下降了。

十五　自然療法的好轉反應

　　病來如山倒，病去如抽絲！一個健康的人由疾病易感受期、臨床前期到臨床期有慢性病症狀出現，是一個漫長的歷程，通常需要 5 至 10 年的時間，例如由本章第十二節圖 35 可知，2 型糖尿病發病前的 12 年，已有胰島 β 細胞的損傷，故慢性病並非病來如山倒，而是人對細微的生理變化沒有覺察而已。病去如抽絲就是病體自癒、逐步恢復的過程，用抽絲來形容，代表病去是一種細微、緩慢、漫長的小變量變化，在這小變量變化的歷程中會出現的症狀就是好轉反應，**好轉反應的強弱反映出原先病體毒與堵的嚴重度，好轉反應的快慢反映出病體自癒能力的強弱**。換言之，去病的過程受到人體新陳代謝的速率與效率所影響。

　　身體是一座全自動的、精微的機器，隨時維持者動態的平衡，以求取生理的穩定性與恆定性。在疾病狀態，身體會依據自身的能量狀態、體能狀態選取與疾病積極對抗或保守作戰，淋巴結及盲腸都是保守作戰時身體暫且擱置致病微生物或毒素的場所，例如婦科的急性發炎在反復治療之後會變成慢性發炎，即是症狀短暫的去除但病根還在。

　　在改善生活作息並使用自然療法的介入後，人體病態的平衡被打亂，重新調整為健康平衡的過程中，所出現的現象即為好轉反應，類似於一間骯髒的房屋在大掃除之際會塵土飛揚更為髒亂，但唯有經過這個過程，房屋才可能轉髒為淨，奇妙的是當體能足夠的時候人體會

自行斟酌該從何處著手修復，我們無法預測亦無法控制，但不外乎大量排毒現象、細胞再生現象、神經知覺恢復的現象、血液循環加速的現象，這些現象的綜合表現即是好轉反應。

故好轉反應是去除病根的必經過程，是人體免疫系統被啟動、臟腑的功能恢復、T 細胞與 B 細胞的辨識能力增強、巨噬細胞吞食細菌與病毒的功能增強、白血球作戰能力增強的綜合表現。在這個過程中，過去因為保守作戰，所留下的舊傷或潛伏於體內的疾病都會一一曝露出來，再經歷一次或更多次的修復。

我個人年輕的時候從事臨床工作，經常值夜班作息不穩定，照顧危急病人經常不吃、不喝、不上廁所，因此得到腎盂腎炎，用抗生素壓下來，後來在學校工作，雖不危急但卻繁重，每天工作 16 小時是常態，因而身體非常屢弱，但是尿液檢查報告均正常，當我改善作息並應用自然療法調整身體後，小便竟出現泡沫，一般人都知道小便有泡沫是蛋白尿的表現，但我在大陸及臺灣的醫院做尿常規檢查及尿微量蛋白檢查都正常，這種泡沫尿持續了 3 年，但我並無明顯的不適，反而聽力變好、耳朵也變得比以前大，始料未及的是我的臉色不再蠟黃、唇色也由烏黑轉為紅潤，最不可思議的是多年來眼皮上的許多疣，看皮膚科並長期擦藥都無效，竟在毫無藥物介入的情況下自行變小退去，但年輕時右手掌的一個小傷口，已痊癒但卻留有一個小硬塊，未料這小傷口竟反覆修復了 2 次，能不讚嘆身體自癒力的神奇嗎！

身體的修復是將體內所累積的代謝酸性廢棄物及氧化反應所產生的自由基排除體外，酸毒與自由基是是身體老化、各種慢性病、癌症及

失智的共同原因之一，這種排除過程是消耗體能的，故修復的時間歷程與體能狀態成反比，即吃得好、睡得好、心情好，體能狀態提升了，修復就會比較快；修復的時間歷程與體內所累積毒素（各種代謝酸性廢棄物及自由基）的量與堵塞的嚴重性成比，即毒與堵愈嚴重的人，修復的時間愈慢、歷程愈久，除了在營養補充劑的解毒反應中提過的現象外，還有更多樣性的好轉反應出現，如皮膚癢、皮膚出現腫塊、脫皮；淋巴痛、咽喉痛、局部肌肉酸痛、頭痛、手足疼痛、腰疼、腰脹、腰酸、胃痛、排氣多；眩暈；口瘡潰瘍；口乾、舌燥、尿頻；耳鳴、心慌、胸悶；貪睡；眼屎多、眼紅腫、眼痛；青春痘加劇；咳嗽、痰多、頭暈；流鼻血、流鼻水；女性經期出血時間延長、便血；尿臭、尿多、泡沫尿；腹瀉；氣急、氣短、心跳加快；血脂、血糖、血壓升高（因為細胞中的血脂、血糖被排出進入血液）；手、腳、身體浮腫；飯量減少或增加等，好轉反應與疾病症狀最大的不同是疾病的症狀會讓人愈來愈不舒服，好轉反應的症狀不會讓人不舒服，反而愈來愈輕鬆。

綜合使用各種自然療法後，對體內的毒與堵進行整頓；對各個受損臟器的細胞進行修復與再生，身體必然會產生一些反應，惟這些好轉反應有相當大的個別差異性，上述僅供參考。需要釐清的是，**沒有調整生活作息、沒有使用自然療法的介入措施，卻出現的症狀可能是新的疾病而非好轉反應，應謹慎處理。**

肆

糖尿病
的迷思
與未來發展

一 治癒糖尿病的迷思

　　在糖尿病的治療上有一些似是而非的觀念，例如，以為血糖恢復正常就是糖尿病痊癒了。血糖與血壓相似，是時時波動的，並受到飲食、運動、藥物、情緒的影響，單次檢測血糖正常，只表示目前血糖控制良好，並不等於糖尿病痊癒了。糖尿病痊癒是指胰島功能恢復，胰臟能自動控制血糖的波動在合理的上限與下限之間，不需要藥物的干預，也不會出現高糖毒血及低血糖的現象，即使人偶而攝入過量糖類致血糖過高時，胰臟的胰島 β 細胞能加班分泌胰島素，能促進肝臟合成肝醣、促使肌肉細胞吸收和利用血糖、促進肌肉中蛋白質合成和脂肪的合成，以降低血糖，不致讓高糖毒血出現；當人過飢致血糖過低時，胰臟的 α 細胞分泌胰升糖素，可促進肝醣分解為葡萄糖並促進脂肪分解以提升血糖，不致讓低血糖症狀出現（圖 36）；另有 δ 細胞分泌生長抑制素負責控制 α 及 β 細胞，幫它們踩煞車。

　　若人經常性的讓胰臟或肝臟在過勞狀態下，血糖會再度失控，因此糖尿病能否治癒的關鍵是以治療的方法恢復胰臟及肝臟功能後，人能有自律力，能夠持續的、穩定的、規律的健康生活。人若不能自治／自律，只能退而求其次，靠藥物控制血糖，若用藥的遵從性不佳，最後只能在併發症的折磨下過黑色人生，糖友才是自己彩色人生的掌舵者，不是藥物，更不是醫師。所以**好的糖尿病治療方法是能修復／恢復胰臟及肝臟功能的方法，而非僅是降血糖的治療法**。

一般治療糖尿病僅將治療目標放在血糖，輕忽胰臟及肝臟的治療，肝臟功能正常時，可回收血糖形成肝醣貯存在肝臟，當肝臟、胰臟有毒、堵亂象時，回收血糖形成肝醣的訊息，無法在胰臟、肝臟之間順利傳遞，致肝臟無法形成肝醣，血糖升高，肝臟內儲存肝醣過少，一旦血糖下降，肝臟內儲存肝醣無法應急提升血糖，就形成低血糖。故正本清源在清除肝臟、胰臟的毒與堵，一旦毒與堵被清理好，胰島 β 細胞被修復，血糖不穩的亂象自然消失。

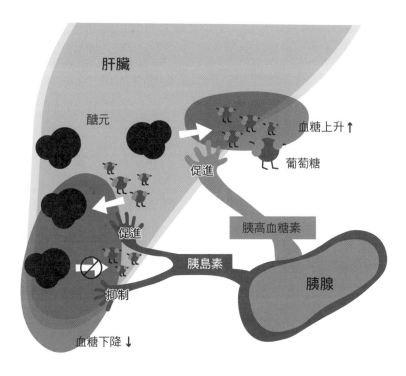

圖 36　胰腺與肝臟共同調控血糖

有病人誤認為血糖降得快就是病好得快，其實冰凍三尺非一日之寒，因為人體有一定的耐受能力，會逐漸適應慢慢升高的血糖，當人體感到不適時，血糖已經很高了，突然快速降糖，會讓身體無法適應。**同時血糖降得快可能會發生低血糖反應，而低血糖反應的危險性更高於高血糖。**在臨床曾發生患者強化治療後血糖過快下降造成患者四肢疼痛，被考慮為糖尿病周圍神經病變裡的一種特殊情況，即胰島素性神經炎（Insulin neuritis），因此治療過程中要警惕，需階梯性降糖。

　　亦有病人誤認為治療糖尿病僅是單純降血糖，雖然糖尿病最明顯的徵兆就是高血糖，但高血糖本身並不會造成生理症狀，而是高糖毒血浸潤各個器官所引發的併發症，才對生命構成威脅，故**糖尿病的治療並不是只降糖就可以了，還要因人而異綜合控制體重、血脂、血壓、血黏度等一系列指標，才能防止糖尿病併發症的發生和發展。**

　　也有病人誤以為空腹及餐後血糖正常就是血糖控制良好。其實，這僅代表此時此刻血糖控制良好，至於過去一段時間是否也控制良好，就需由糖化血紅素（HbA1c）來反映，目前空腹及餐後的血糖，是醫生開藥治療的主要參考依據，但空腹及餐後的血糖容易受進食、運動、情緒和影響糖代謝的多重因素所影響，無法直接反映胰島功能。糖化血紅素，可反映近 2 至 3 個月內血糖平均水準，換言之**空腹及餐後的血糖值是目前血糖控制良窳的指標，糖化血紅素是過去 3 個月內血糖控制良窳的指標，空腹及餐後的血糖值與糖化血紅素二者同等重要不可偏廢，**故糖友應每 3 個月監測一次糖化血紅素。糖化血紅素參考標準值為 4 至 6%，不同的國家或區域定的標準值的寬鬆程度

會略有出入，一般醫師會要求糖友的糖化血紅素值不大於 7，血紅蛋白值越高，代表血糖高低起伏越大，血糖高低起伏越大，對細胞與器官的損傷越大，出現併發症的機會越高，每 1％的 HbAlc 大致代表了 36mg/dl（2mmol/L）的血糖變化。

糖化血紅素升高，是心肌梗塞、腦梗塞死亡的一個高危因素。在男性患者中，糖化血紅素每增加 1％，死亡率的相對危險性增加 24％，女性患者增加 28％。一旦糖化血紅素超過 7％，發生心腦血管疾病的危險性就增加 50％ 以上。英國前瞻性研究證實糖化血紅素每下降 1％，糖尿病相關的死亡率降低 21％；心肌梗塞發生率下降 14％；腦梗塞發生率下降 12％；微血管病變發生率下降 37％；白內障摘除率下降 19％；周圍血管疾病導致的截肢或死亡率下降 43％；心力衰竭發生率下降 16％。

因此，糖化血紅素的高低直接影響糖尿病患者急 / 慢性併發症的發生和發展，各種急 / 慢性併發症才是真正影響糖尿病人生活品質及威脅生命健康的原因。糖尿病患者定期監測糖化血紅素具有非常重要的意義，有助於提醒患者改善生活型態及遵從醫囑，促進患者的血糖達標，從而減少併發症的發病率，從根本上控制血糖方可改善糖尿病患者的生活品質。

糖化血紅素的意涵圖示於圖 37，糖化血紅素小於 4％ 易出現低血糖；6％ 至 7％ 代表血糖控制良好；7％ 至 8％ 勉強及格；8％ 至 9％ 代表血糖控制差；糖化血紅素大於 9％ 代表血糖控制極差，是急慢性併發症發生與發展的危險因素。由圖 37 所示，糖化血紅素小於 7.3％

時，餐後血糖對糖化血紅素的影響較大；當糖化血紅素在 7.3% 至 8.4% 時，空腹和餐後血糖對糖化血紅素的影響相仿；當糖化血紅素大於 8.5% 時，空腹血糖的影響力更大，醫生會據此處方不同的藥物，分別控制空腹或 / 和餐後血糖。

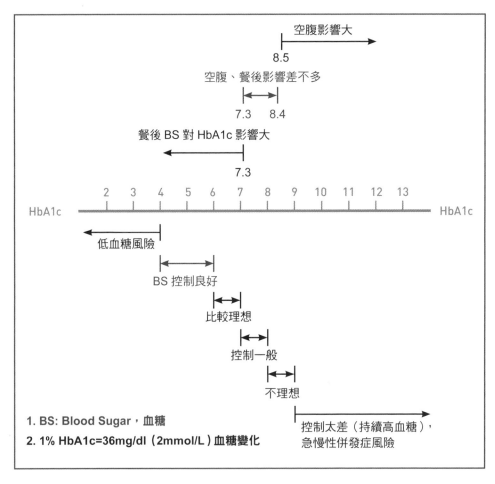

圖 37　糖化血紅素的意涵

二 糖尿病領域未來發展方向

（一）多器官多學組整合研究

　　近年來，全球糖尿病領域研究進展迅速。在美國聖地牙哥 2017 年美國糖尿病協會（ADA）年會上，有會員國發表了 2 型糖尿病遺傳研究的重要進展，並就 2 型糖尿病領域的未來研究方向做了全面展望。總括來說，**遺傳學研究、幹細胞研究、多組學研究、腸道菌群研究、新監測技術研究等均是未來糖尿病研究的重要發展方向**，惟新監測技術的發展需要以糖尿病發病機制為前提。

　　除了有關遺傳易感性與 2 型糖尿病發病關係的研究外，基因檢測對於糖尿病高危人群的篩查也蓬勃發展。就易感基因而言，人種不同，糖尿病發病的易感基因也存在較大差異。例如，在高加索人及南亞人群中所發現的 7、80 個 2 型糖尿病相關基因中，僅有 1/3 與中國人群糖尿病的發病具有相關性。此外，新發現了 12 個與中國人群糖尿病發病相關的易感基因，易感基因是糖尿病風險的遺傳標誌，使 2 型糖尿病罹病的風險增加，這些易感基因的發現對於解讀不同種族人群糖尿病的發病機制有著重大意義。

　　國際上，基因檢測與遺傳易感性的研究，為華人糖尿病的 40 個易感基因創建了糖尿病的遺傳風險預測模型，根據該模型將受試者分為高遺傳風險組與低遺傳風險組。在隨機訪視 9 年的追蹤發現，與低

遺傳風險組相比，高遺傳風險組受試者的糖尿病風險可增加 13%。因此，採用該遺傳風險預測模型，我們可以更早期地判斷和評估人群的糖尿病遺傳風險。對於其中高風險者及早給予生活方式干預，使其盡可能地堅持健康飲食、合理運動、維持比較理想的體重，就有望延緩糖尿病的發生，從而實現更早期的糖尿病防控。從這個意義上來說，這種採用易感基因進行的糖尿病遺傳風險模型預測為實現糖尿病的早期防控提供了一種新技術和新途徑，目前，這項技術業已在某些國家展開臨床應用。

糖尿病的發病是遺傳與環境因素共同作用，導致胰島 β 細胞損傷和胰島素敏感性下降的結果。因此，糖尿病相關研究主要是從遺傳與環境兩方面入手。以 2 型糖尿病為例，首先，應積極評估遺傳易感性，對於攜帶基因突變者需要透過家族或是採取相應的針對其病理生理改變的治療來給予干預。例如，對於新生兒糖尿病患者進行基因檢測，從中識別存在單基因突變者後，就可以有針對性地進行磺脲類藥物治療，從而達到治癒效果。因此，從這個意義上來說，探尋糖尿病的發病病因對於其治療方式的合理選擇至關重要。其次，對於 2 型糖尿病患者，積極控制環境危險因素，相關研究也在進行中。

此外，過去，很多有關糖尿病發病的研究均聚焦在胰島 β 細胞。但是，實際上，腸道、肝臟、脂肪、肌肉及大腦等其他組織也與糖尿病的發病有著密切關係。因此，有關糖尿病發病機制的研究正在逐漸從傳統器官向更多器官及其所分泌的相關因素拓展，這也是未來研究發展的一個重要方向。

幹細胞研究、併發症防治方面的研究以多學組整合研究，也是未來糖尿病領域的重要發展方向。其中，多學組研究有助於形成一個大的調控網路，對該網路進行數據分析有助於探尋和實現多層次的血糖調控。另外，腸道菌群也是糖尿病研究領域的一大熱點，不同的腸道菌群對糖尿病的發生與發展有著不同的作用，研究腸道菌群的變化將有助於我們進一步揭秘糖尿病的發病機制，進而探尋新的干預方法。

（二）基因療法初露曙光

　　目前醫界尚無法逆轉自體免疫疾病的 1 型糖尿病，但中國科學家近期在美國《臨床檢查雜誌》發表的研究宣稱，他們運用基因治療技術，讓 1 型糖尿病小鼠新生可分泌胰島素的胰島細胞，這個動物實驗意味著，基因療法可擺脫對外源胰島素的依賴。但在動物實驗後需 2 至 3 年的時間作臨床前安全評估，方可進入臨床試驗。

　　雖然基因療法促進了胰島細胞新生，使得治癒 1 型糖尿病、2 型糖尿及其他自體免疫失調疾病成為可能，但想在臨床成熟應用還需要一段漫長的歷程，因為「實驗室有效」不等於「臨床有效」，任何藥物與保健品在實驗室時是直接作用於被實驗的器官或動物，臨床治療給藥時有病人消化、吸收、利用的問題及有效劑量的問題，且病人之間亦有相當差異性，不確定性的變數較實驗為多。

你才是自癒的根源

　　自然醫學是應用或整合天地間本有之資源來處理疾病或健康問題，自然醫學的資源可以是物理性的如聲光電磁波；化學性的如草藥；可以是物質面的、能量面的、訊息面的，故自然醫學的方法包羅萬象。所謂自然療法，就是以有益無傷的任何理、法、方、藥、食物、陽光、空氣、水，行、住、坐、臥等有助機體恢復物質流、能量流、信息流，「三流循環」有序、正常運作的方法。

　　無論是哪一種自然療法，我們都必須清楚知道，真正有療癒能力的是身體內潛在的自癒力，外在所做的各種療法不過是支持、調動、激發、配合自癒力而已。自己才是自癒的根源！

　　各種自然療法均有其適應症及限制，沒有可包山包海的萬能療法，水足以載舟、亦足以覆舟。病有病因、病程（病機）、病果三個層面，你選擇從何處入手？選擇是一種智慧，智慧是一種福報，唯有智慧的選擇、聰明的應用、虛心的接受、忠實的執行，只要做對了（善待 60 兆細胞），身體會給你回報，因為對身體做的每一件事，都會凡走過必留下痕跡。

　　養病千日，發病一時。任何慢性病的形成，都是經過多年的「努力」才「聚沙成塔」的。也可以說，任何慢性病是多重不良因素慢慢累積而成的。所以，不可能單靠一兩個方法如吃保健品和加強鍛煉那

麼簡單，就可痊癒。治療是把健康權交給醫生，養生是自己掌握健康權，二者均不可偏廢，惟養生的正確知識是需要學習的，這是一個經由知識建構、態度轉變、行為蛻變的歷程，這是重新定位人生的價值與意義及修正生活方式的過程！最基本的由重新認識食物、營養、人體原材料供應等知識開始，這是想獲得健康的人在一生中的必修課。不懂養生保健，就得忍受病痛肆虐，生命就似一場冒險。

知而後能行，掌握了身體健康的知識，聽懂身體表達的語言，才可以成為自己健康的主人，才可能最大程度地掌握幸福。因為自己才是生命及健康的主宰者，多學習健康養生知識，用對的觀念、對的方法、對的方式來改善調理自己的健康，唯有自己努力執行才能自救；養生，就是回歸真正養護生命之法門。生了病受到適當的照顧是我們的權利，但是照顧好我們的身體不要造成社會與家人的負擔也是我們的義務。

有一位心理學家說現代人經濟掛帥、消費主義、功利主義，讓現代人得了「空心病」。「經濟掛帥、消費主義、功利主義」這些價值體系都是升糖因素的前置因子，而升糖因素的拮抗因子的價值體系是精神內守、恬淡虛無，惟恬淡虛無並不符合時代價值觀，故三高是物質主義社會的必然產物。

人有先知先覺者、後知後覺者、不知不覺者。先知先覺者能調整自己的價值體系、生活方式，以適應現代社會並同時免除三高等慢性病的威脅，後知後覺者在成為糖尿病的後備軍之後，幡然醒悟並調整自己的價值體系、生活方式仍為時不晚，不知不覺者最後淪為糖尿病合併症的受害者。

我們只有注重生命之「根」的養護，才能真正的延年益壽，而且活得有品質！珍惜碰到對的醫生，而不是名醫。當下醒悟：當你失去健康時，生命的一切美好於你都不再有任何意義！想要正確的養護身體，需要學習中華文化的宇宙觀，人與自然合一、致中和，就是回歸真正養護生命之法門。**預防是對生命的敬意與尊重！新鮮空氣、適當運動、飲食、飲水、休息及陽光是人類最好的六位醫生。**

　　所有的疾病、老化都是細胞故障引起的，疾病只是身體在通知你沒有善待自己的 60 兆細胞或有些地方做錯了需要改正。讀者若能以喜樂的心情、感恩的心態閱讀此書，並以懺悔的心情持之以恆的執行書中各項健康行為，將主導權還給身體，尊重身體自癒機制，假以時日就能修復故障的細胞，你會發現量變必定導致質變！不僅糖尿病或其他慢性病得以康復，同時還會收到祛病、凍齡、回春的功效，這是多麼美好的副作用啊。知其然，不足以堅守力行，知其所以然才能建構正確的認知，產生堅守勵行的動機，健康行為才能持續的執行，最後成為習慣性行為才能收穫祛病、凍齡、回春的果實。此時你會感謝自己，因為一個更健康、更美好的自己正迎接著你。

　　知能決定行的方向，充分的知才能堅定持續不懈的行，知識就是力量，讓這力量轉化的只有讀者不懈的堅守勵行。願以本書祝福讀者健康、美滿、快樂！

悅讀健康 148

啟動糖尿病的自癒力：生活型態病的自然醫學解方

作　　者／韓文蕙
選　　書／林小鈴
責任編輯／潘玉女

行銷經理／王維君
業務經理／羅越華
總 編 輯／林小鈴
發 行 人／何飛鵬
出　　版／原水文化
　　　　　台北市民生東路二段 141 號 8 樓
　　　　　電話：（02）2500-7008　　傳真：（02）2502-7676
　　　　　E-mail：H2O@cite.com.tw　部落格：http://citeh2o.pixnet.net/blog/
發　　行／英屬蓋曼群島商家庭傳媒股份有限公司城邦分公司
　　　　　台北市中山區民生東路二段 141 號 11 樓
　　　　　書虫客服服務專線：02-25007718；25007719
　　　　　24 小時傳真專線：02-25001990；25001991
　　　　　服務時間：週一至週五上午 09:30 ～ 12:00；下午 13:30 ～ 17:00
　　　　　讀者服務信箱：service@readingclub.com.tw
劃撥帳號／19863813；戶名：書虫股份有限公司
香港發行／城邦（香港）出版集團有限公司
　　　　　香港灣仔駱克道 193 號東超商業中心 1 樓
　　　　　電話：(852)2508-6231　　傳真：(852)2578-9337
　　　　　電郵：hkcite@biznetvigator.com
馬新發行／城邦（馬新）出版集團
　　　　　41, Jalan Radin Anum, Bandar Baru Sri Petaling,
　　　　　57000 Kuala Lumpur, Malaysia.
　　　　　電話：(603) 90578822　　傳真：(603) 90576622
　　　　　電郵：cite@cite.com.my

國家圖書館出版品預行編目 (CIP) 資料

啟動糖尿病的自癒力：生活型態病的自然醫
　學解方 / 韓文蕙著 . -- 初版 . -- 臺北市：原
　水文化出版：家庭傳媒城邦分公司發行，
　2020.02
　　面；　公分 . -- (悅讀健康；148)
　ISBN 978-986-98502-6-1(平裝)

　1. 糖尿病 2. 自然療法

415.668　　　　　　　　　　　　　109000808

美術設計／李京蓉
內頁插畫／李京蓉・黃建中
製版印刷／卡樂彩色製版印刷有限公司

初　　版／2020 年 2 月 18 日
初版1.7刷／2020 年 3 月 5 日
定　　價／420 元
ＩＳＢＮ／978-986-98502-6-1
有著作權・翻印必究（缺頁或破損請寄回更換）

城邦讀書花園
www.cite.com.tw
Printed in Taiwan